lebensgut_verlag

LebensGut Verlag

LebensgutVerlag

Newsletter:
www.lebensgut-verlag.de/kontakt/

1. Auflage 2022

Lektorat: Isabelle Romann
Gestaltung und Satz: Miriam Hase
Bildnachweis: depositphotos #345842718 Ariyathongchai, freepik.com
Bild der Autorin: Jennifer Weyland

ISBN 978-3-948885-19-9

www.lebensgut-verlag.de

Von Herzen für
Dan und Tonje
Jonas und Tanmaya

Vera Bartholomay

Herzen berühren

Sehnsucht nach tiefen Begegnungen

Inhaltsverzeichnis

Übersicht: Übungen und Rituale

◁ᵢ)) Diese Hördateien findest du unter:
www.vera-bartholomay.com/herzbonus

Traum für eine neue Zeit

In der Morgendämmerung werde ich plötzlich wach. Oder bin ich noch im Traum? Im Raum hat sich etwas verändert, ohne dass ich gleich greifen kann, was es genau ist. Dann sehe ich die Umrisse eines Körpers vor dem Fenster, das zum Garten hinzeigt. Und ich weiß, er ist wieder da, es gibt wieder eine Botschaft für mich aus einer Welt jenseits der unseren.

Es werden keine Worte gesprochen. Daran habe ich mich schon lange gewöhnt. Und dennoch tauschen wir ganze Sätze aus, es gibt keinen Zweifel an den Inhalten. Paradoxa gehören zu diesen Begegnungen dazu.

Heute Nacht ist die Stimmung sehr ernst. Die Botschaft ist ganz klar: Es geht so nicht weiter. Die Menschen entwickeln sich in eine Richtung, die zu ihrer eigenen Zerstörung führt. Sie müssen innehalten lernen. Wieder spüren lernen, worauf es wirklich ankommt, was wirklich wichtig ist. Warum sie überhaupt hier auf dieser Erde sind. Es geht so ganz und gar nicht um Besitz und Konsum, um „schneller, höher, weiter". Es müssen wieder Herzen berührt werden, von all der Schönheit dieser Erde, von Begegnungen zwischen den Menschen.

Was können wir aber tun, damit die Menschen wieder den Zugang zu ihren eigenen Herzen finden? Wie können wir für die notwendige Langsamkeit und Stille sorgen, ohne die es nicht möglich sein wird?

Es gibt in dieser Nacht keine Antworten. Nur Fragen. Vielleicht suchen wir gemeinsam nach den Antworten?

Einleitung

Das Buch in deinen Händen ist ein persönliches Buch. Es handelt von meinen eigenen Erfahrungen und von Menschen um mich herum, von privaten Kontakten und beruflichen Begegnungen. Von Menschen, die mich beeindruckt oder erschreckt haben. Geschichten, die mich nicht losgelassen haben. Erkenntnisse darüber, was uns das Leben erschwert oder leichter macht. Dabei sehr wissend, wie schwer manche Schritte im Alltag sind, wie sehr auch meine persönlichen Erfahrungen mir ununterbrochen genügend Stolpersteine bieten. Und wie ich gerade deshalb auf der Suche nach hilfreichen Gedanken und Methoden bin.

In diesem Buch findest du nur wenig über Forschung oder Wissenschaft. Beweisen kann ich gar nichts. Aber vielleicht erreiche ich trotzdem oder gerade deshalb dein Herz. Vielleicht kann ich ein wenig dabei helfen, auch deine Sehnsucht nach einer anderen Welt zu wecken oder zu stärken.

Wollen wir uns gemeinsam auf den Weg machen, unsere eigenen Herzen und einige andere besser kennenzulernen?

Wollen wir - frei nach Rainer Maria Rilke - erst die Fragen lieben lernen und dann langsam in die Antworten hineinleben?

Die Sehnsucht nach
berührenden Begegnungen

Liebe als größte Macht

„What if the mightiest word is love?" Diese große Frage stellte die Lyrikerin Elizabeth Alexander bei der ersten Amtseinführung von Barack Obama.

Wenn Liebe die allergrößte Macht hätte ...
Wie müssten wir dann leben? Wie könnten wir dann leben?

Damit meine ich nicht nur die exklusive Liebe zwischen einzelnen Menschen, sondern eine all(es)umfassende Kraft. Liebe zu den Menschen, ja, vielleicht gar für die ganze Schöpfung. Eine Liebe, die als Kraft nicht verloren geht, sondern weiterwandert, auch lange nachdem wir als Einzelwesen nicht mehr auf dieser Erde sind. Liebe in einer Form, deren Tragweite wir bislang nur ahnen können.

In den vergangenen Jahren waren wir in besonderem Maße aufgerufen, unser Menschsein miteinander und füreinander neu zu denken. Wir fanden uns in einer verwandelten Lebenssituation wieder, in einer Welt, deren Regeln, Grenzen und Werte auf den Kopf gestellt wurden.

Für viele von uns waren es lebensentscheidende Monate, in denen wir uns wiederholt fragten, was nun wirklich wichtig ist? Wie wollen wir leben? Wie sehr brauchen wir uns?

Meine eigenen Antworten auf solche Fragen lauteten mit immer größer werdender Überzeugung: „Wir brauchen eine tiefere Herzensqualität."

Konsum, Statussymbole, nichtssagende soziale Interaktionen, Zeitstress durch die vielen Aktivitäten, die vermeintlich im Alltag sein mussten, und so viel mehr. All diese Dinge verloren ihre Wertigkeit und mussten nach einer Weile für jeden Einzelnen neu geprüft werden.

Wir gingen durch tiefe Transformationszeiten. Manche turbulenter als andere. Aber niemand blieb unberührt.

Und obwohl es Zeiten mit einer äußerlich sozialen Distanz gab, erlebten wir im Inneren eine immer stärker werdende Transformation ins Wir.

Denn getragen haben uns in dieser Zeit häufig die tiefen Freundschaften, Beziehungen und so manche unerwartete Herzensbegegnung mit völlig fremden Menschen. Das war der Nektar, der tief in unsere Zellen hineinsickerte und uns Mut und Zuversicht gab. Und Sinn. Denn was sollte der Sinn unserer irdischen Existenzen sein, wenn nicht die Berührung der Herzen?

Wenn Liebe die allergrößte Macht wäre ...

Dann wäre eine der dringendsten Aufgaben die Heilung der Herzen. Vielleicht gar als wichtigster Bestandteil einer wirklich tiefgreifenden persönlichen Heilung. Als Fundament für eine sich verwandelnde Welt, in der neue Werte an Gültigkeit gewinnen. In der ein Wir-Gefühl mehr Raum gewinnen kann.

Dabei sind wir alle verletzte Wesen. Haben wir doch immer wieder erfahren, wie sehr es geschmerzt hat, unsere Herzen für Menschen und Gegebenheiten zu öffnen und dabei verwundet zu werden. Vielleicht wissen wir, dass es keine Alternative dazu gibt, trauen uns aber nicht, wieder voll in unsere Herzenskraft zu gehen.

Wollen wir einige dieser Schritte zusammen wagen? Und den Zauber, aber auch den Schrecken genauer anschauen. Lösungen suchen, dort wo es schwierig wird. Kleine Anregungen und Übungen für alltägliche und ganz besondere Situationen wirken lassen. Aber uns auch Mut machen und stärken lassen von Worten, Erfahrungen und Geschichten.

Lichtfragmente sammeln

In der jüdischen Mystik, der Kabbala, gibt es eine Geschichte vom „Zerbrechen des Gefäßes" („Schvirat ha-Kelim") bei der Entstehung unserer Welt, die viel über unser Menschsein aussagt.

Die anschließende Kurzfassung davon ist von mir sehr frei nach einem Gespräch zwischen der Autorin Rachel Naomi Remen und Krista Tippett erzählt.

„Am Anfang der Schöpfung gab es eine große, heilige Dunkelheit. Diese war der Ursprung aller Dinge. Im Laufe der Zeit entstand unsere Welt als ein göttlicher Lichtstrahl aus der Dunkelheit. Dabei geschah etwas, was dazu führte, dass mit Licht gefüllte Gefäße zerbrachen. Und die Ganzheit der Welt, das Licht der Welt zerbrach in abertausende Lichtfragmente und fiel in die Welt der Materie hinein – in Ereignisse und in alle Menschen hinein –, wo es bis zum heutigen Tag tief versteckt ist."

Rachel Naomi Remens Großvater war Rabbi. In seiner Interpretation dieser klassischen Kabbala-Geschichte ist die Menschheit eine Antwort auf diesen Unfall. Denn wir sind als Menschen mit der Fähigkeit ausgestattet, das verborgene Licht in allen Ereignissen und in allen Menschen zu finden, es hervorzuholen und dadurch wieder sichtbar zu machen. So können wir nach und nach dazu beitragen, die Ganzheit der Welt wiederherzustellen, die Heilung der Welt („Tikun Olam") möglich zu machen.

Laut Rachel Naomi Remen ist dies eine gemeinsame Aufgabe aller Menschen, die je gelebt haben, die heute auf der Erde sind und die kommen werden. Wir sind alle Heilende dieser Welt. Jeder Mensch an seiner Stelle und in seinem Leben. Denn jeder von uns ist genau das, was gebraucht wird.

Wir haben genau die Fähigkeiten bekommen, die an unserer Stelle im Leben benötigt werden.

Du bist also genau richtig, so wie du bist!

Zum Nachdenken:

Wie kannst du mit diesem Wissen leben?
Was kannst du tun, um genau deinen Anteil an der Heilung der Welt zu erfüllen?
Was könnte es gleich heute sein?

Herzen öffnen

Rosenblütenmeditation für die Herzöffnung

Die folgende Übung öffnet dein Herz ganz sanft für neue Wahrnehmungen.

Sorge für eine ungestörte Zeit und setze dich bequem hin. Achte dabei darauf, dass du den Boden gut unter deinen Füßen spürst. Vielleicht magst du auch die Augen schließen.

Atme tief ein und aus. Lasse das Ausatmen dabei immer etwas länger sein als das Einatmen. Lasse alles, was du heute bereits erlebt hast oder womit du dich zurzeit beschäftigst, bewusst von dir abfallen und genieße die langsam einkehrende Ruhe.

Versuche für einen kurzen Moment, dein eigenes Herz wahrzunehmen. Dabei solltest du nichts bewerten, sondern nur wahrnehmen. Wie fühlt es sich an?

Dann stelle dir vor, dass sich eine kleine zarte Rosenknospe in deinem Herzen befindet. Sie hat deine Lieblingsfarbe. Während du langsam und tief ein- und ausatmest, öffnet sich die Rosenknospe ganz behutsam. Immer mehr. Die Blätter entfalten sich nach und nach, dabei strömt ein angenehmer Rosenduft hinaus. Gönne dir reichlich Zeit dafür.

Wenn die Knospe ganz zur Blüte geworden ist, spürst du, wie der Duft weit über dein eigenes Herz hinausströmt und die Menschen um dich herum erreicht, auch wenn sie gerade nicht im Raum sind, sondern irgendwo da draußen.

Genieße diesen Zustand für einen Moment, und vielleicht spürst du sogar, dass sich durch diese kleine Übung etwas in dir verändert hat.

Dann atmest du noch einmal tief ein und öffnest die Augen wieder.

Vielleicht schaffst du es, ein wenig von diesem Rosenduft mitzunehmen, wenn du danach wieder in deinen Alltag gehst. Lasse dich davon überraschen, was heute geschehen darf.

Das Herz ist ein Kraftfeld

Wenn manche Menschen einen Raum betreten, geht die Sonne auf. Sie haben die besondere Fähigkeit, alles um sie herum hell zu erleuchten, und strahlen eine solche Herzenswärme aus, dass sich die Anwesenden gleich entspannen und besser fühlen. Meistens wissen sie noch nicht einmal um diese Fähigkeit. Zumindest halten sie sie nicht für etwas Besonderes. Sonst hätten sie wohl auch nicht diese unschuldige und so ganz und gar nicht auf Effekt bedachte Wirkung.

Kein Wunder, dass eine solche Ausstrahlung wahrgenommen werden kann, denn unser Körper ist von einem elektromagnetischen Feld umgeben, das von empfindlichen Messgeräten im Abstand von bis zu drei Metern gemessen werden kann. Und ich behaupte aus Erfahrung, dass es auch noch viel weiter reicht ...

Dabei hat man festgestellt, dass das elektromagnetische Feld des Herzens das stärkste des Körpers ist, sogar 5000-mal stärker als das des Gehirns.

Forschende im amerikanischen HeartMath® Institute haben nachgewiesen, dass Informationsmuster, die im Herzen einer Person erzeugt wurden, in den Gehirnwellen einer zweiten Person messbar sind. Das bedeutet konkret, dass von uns erzeugte Gefühlszustände – oder nennen wir sie hier elektromagnetische Informationen – von anderen Menschen um uns herum registriert werden können.

Das Herz nimmt Dinge wahr und fühlt wirklich.

Forschende im Bereich der Neurowissenschaften haben außerdem nachgewiesen, dass das Herz ein eigenes unabhängiges Nervensystem aufweist, das große Ähnlichkeit mit dem Nervensystem des Gehirns hat. Das Herz besitzt mindestens 40 000 Nervenzellen (Neuronen). Das entspricht immerhin der Menge von Neuronen, über die auch verschiedene Funktionsbereiche des Gehirns verfügen. Dr. J. Andrew Armour hat passend dazu den Begriff „Herzgehirn" („heart brain") geprägt. Dieses Neuronensystem hat übrigens sowohl ein Kurzzeit- als auch ein Langzeitgedächtnis, und die Signale, die es an das Gehirn schickt, können unsere emotionalen Erfahrungen beeinflussen.

Noch ein Grund mehr, sich Gedanken darüber zu machen, wie wir unser Herz strahlen lassen.

Die Essenz von Liebe

Bedingungslose Liebe schenken. Oh je, welch ein großes Wort: bedingungslos. Und ich spreche hier ausdrücklich nicht vom Hormonzustand von Frischverliebten.

Wer kann das schon wirklich gut – bedingungslos lieben? Dennoch gibt es eine solche Liebe, auch wenn wir sie alle wohl eher kurze Zeit wirklich spüren oder geben dürfen.

Die Seminarleiterin hatte lange Zeit in tibetischen Klöstern verbracht und dort täglich Liebe und Mitgefühl für alle Mitgeschöpfe praktiziert. Jetzt wollte sie unserer Gruppe verschiedene Zustände klarmachen und bat mich, für das nächste Beispiel zur Verfügung zu stehen. Ich setzte mich vor sie – vollkommen unvorbereitet auf das, was jetzt kam.

Es legte sich ein warmer Mantel aus Liebe um mich und füllte mich gleichzeitig von innen und von außen durch alle Poren. Ein leichtes, lichtvolles, fast schwebendes Gefühl von ungeahnter Intensität. Ich war vollkommen ergriffen und überwältigt. Ein solches Gefühl hatte ich in meinem Leben noch nie erfahren.

Genauso schnell, wie es mir geschenkt wurde, wurde es auch wieder beendet, und ich war zurück im bisherigen Seminargeschehen. Aber etwas in mir war für immer verwandelt.

Da habe ich verstanden, dass man bedingungslose Liebe tatsächlich lernen kann. Natürlich ist es ein Zustand, aber auch eine Methode, die wir üben können. „Herzensgüte" ist nicht unbedingt eine Fähigkeit, die Menschen von Geburt in sich haben, sondern oft das Ergebnis einer langen Lebensreise und Einübung. So wie es zu den buddhistischen Meditationspraktiken seit Jahrtausenden gehört, die viele Menschen – übrigens auch der Dalai Lama – täglich für mehrere Stunden praktizieren. Genaueres findest du in der Beschreibung der Metta-Meditation an anderer Stelle in diesem Buch.

Menschen, die eine Weile im Umfeld des Dalai Lama sein durften, berichten davon, wie sie sich vollkommen aufgehoben und angenommen gefühlt haben, ja, regelrecht mit Liebe geflutet wurden. Und das von einem vollkommen fremden Menschen, der vielleicht noch nicht einmal besonders persönlich wurde. So schaffen es Menschen wie der Dalai Lama und andere „Herzensgüte-Profis", Hunderttausende von Menschen zu faszinieren und zu beschenken.

Aber wie fangen wir „normalen" Menschen an, wenn das Ziel so groß ist? Natürlich mit winzigen Babyschritten.

Eine Einstiegsübung könnte so aussehen:

♡ *Alles ist gut*

Setze dich bequem hin und schließe deine Augen. Stelle dir vor, dass du dich in einem der seltenen Augenblicke befindest, in denen alles gut ist. Du bist mit dir im Reinen, ja, sogar ganz glücklich. Um dich herum ist alles so, wie es sein soll. Deine Lebensumstände, deine Mitmenschen.

Vielleicht denkst du jetzt, einen solchen Zustand kenne ich gar nicht, wie soll ich ihn mir dann vorstellen? Doch, ich behaupte, du kennst ihn. Vielleicht nur aus sekundenlangen Erlebnissen, aber dennoch geht es jetzt genau darum.

Wenn du immer noch behauptest, du kennst einen solchen Zustand nicht, dann stelle ihn dir für einen Augenblick in deiner Fantasie vor. Nur ganz kurz. Sekunden genügen. Koste diese wenigen Sekunden wie eine seltene Frucht. Mit der Zeit wirst du diesen Zustand immer länger halten können.

Lasse dieses kostbare Gefühl immer mehr nach außen strahlen – über deinen Körper hinaus, zu deinen Mitmenschen hin, zur Natur um dich herum. Beginne hier auch erst einmal klein und weite die Reichweite mit der Zeit immer mehr aus.

Wenn du diese Übung regelmäßig machst, wird sie dir immer leichter fallen, und du wirst spüren, dass sie etwas mit dir macht, etwas in dir verändert. Vielleicht wirst du gelassener, ruhiger, in dir stimmiger. Vielleicht liebst du irgendwann tatsächlich Menschen, die Welt und auch dich selbst ein Stück weit bedingungsloser?

Aber auch in alltäglichen Situationen – ohne Meditationen und Übungen – entfaltet das Kraftfeld des Herzens seine Wirkung.

Mir geht es gerade gut. Ich habe gute Nachrichten bekommen und bin voll in Gedanken über diese Freude und Erleichterung, dass jetzt alles gut wird. Offenbar lächele ich, ohne es selbst zu merken, während ich durch eine Menschenmenge in der Stadt gehe. Eine ältere Bettlerin spricht mich an, und ohne groß nachzudenken oder sie im besonderen Maße wahrzunehmen, gebe ich ihr ein paar Münzen. Sie schaut mich an und sagt: „Danke für das Lächeln!“ So wenig bedarf es also. Ihr geht es jetzt besser und mir erst recht.

Ein Geschenk an andere

Verschenke dich

Es war einer dieser sehr trüben Tage. Gerade hatte ich Nachrichten bekommen, die mich sehr verunsicherten und vieles infrage stellten. Ich bin sicher, auch du kennst solche Tage, an denen man sich am liebsten verkriechen möchte und bloß keine Herausforderungen mehr bewältigen mag. Ich bin nichts wert, ich kann nichts, niemand interessiert sich für mich.

Ich musste aber etwas einkaufen gehen und beschloss, diesen Tag selbst in die Hand zu nehmen und die Stimmung zu ändern. Die Frau hinter der Theke hatte auch keinen leichten Tag heute. Das sah man ihr an. Ich sagte ihr bewusst etwas Nettes. Ich weiß gar nicht mehr, worüber – vielleicht ihre Frisur, die Farbe ihrer Bluse, was auch immer. Ihr Gesicht hellte sich auf, und der Tag war gerettet. Aber interessanterweise nicht nur für sie, sondern auch für mich.

Denn: „Wir leben nicht von dem, was wir bekommen, sondern von dem, was wir geben." Diesen Satz habe ich einmal auf dem Frankfurter Flughafen entdeckt. Die Weisheit versteckt sich manchmal an seltsamen Orten.

Wir leben nicht nur um unserer selbst wegen. Wir sind auch da, damit etwas für andere entstehen kann, um andere zu stärken, stützen und nähren. Den Boden für etwas zu bereiten. Meist in klitzekleinen Gesten, die gar nicht so spektakulär erscheinen.

Aber auch dir tut es gut – wie ein asiatischer Spruch es ausdrückt: „Es bleibt immer ein wenig Duft an den Händen derer haften, die Rosen schenken."

Zum Nachdenken:

Was könnte heute deine Aufgabe sein? Für wen?

Kommunikation ohne Worte

Der amerikanische Autor Parker Palmer geriet vor vielen Jahren in eine schwere Depression. Gar nichts ging mehr. Der Kontakt zur Welt war verloren, er war kaum erreichbar für Sinneseindrücke, Menschen oder Worte.

Ein Freund erfasste die Situation und tat intuitiv das Einzige, womit er ihn erreichen konnte. Jeden Nachmittag schaute er nach der Arbeit bei Parker Palmer vorbei und massierte ihm ausgiebig die Füße. Denn, warum auch immer, die Füße waren noch eine Körperstelle, an der er eine Berührung nicht nur zulassen, sondern auch wirken lassen konnte. Von dieser Art der Berührung konnte er langsam wieder in einen vorsichtigen Kontakt mit seiner Umgebung treten und mit der Zeit sogar die Zuneigung seines Freundes wahrnehmen und wie sehr er ihn als Mensch hinter all den dunklen Schatten gesucht hatte.

Zum Nachdenken:

Wie können wir uns noch erreichen, wenn die üblichen Wege nicht mehr funktionieren?

Vielleicht hast du selbst etwas erlebt, das dich wieder zum Leben erweckt hat, als du ganz weit unten warst?

Das Wunder im anderen erkennen

Wie fühlt sich jemand in deiner Anwesenheit?

Menschen vergessen vielleicht, was genau in welcher Situation geschah, aber nicht so schnell, wie sie sich durch deine Worte gefühlt haben.

In meiner Schulzeit gab es eine Lehrerin, die mich sehr geprägt hat. Vor einiger Zeit trafen sich einige aus ihrer Schülerschaft, und Einzelne berichteten, dass sie ja wohl ihre Lieblingsschülerinnen und -schüler damals gewesen seien. Na, das dachte ich ehrlich gesagt auch von mir. Welch eine Gabe dieser Lehrerin, dass so viele Kinder und Jugendliche aus ihrer Schülerschaft von ihr das Gefühl vermittelt bekamen, für sie etwas ganz Besonderes zu sein!

Zum Nachdenken:

Ich bin sicher, dir fallen jetzt einige Situationen aus deinem Leben ein, in denen bestimmte Menschen ein Gefühl in dir ausgelöst haben, das du nie vergessen hast. Vielleicht war es ein lobendes Wort oder eine entscheidende Anregung? Oder fühltest du dich in diesem Augenblick wirklich gesehen?

Vielleicht magst du dir drei Sätze überlegen, die dir unendlich gutgetan haben. Auch wenn es lange her sein sollte.
Wer hat sie gesprochen? Warum haben sie dich so berührt?
Ahnst du, dass auch du so etwas in anderen bewirkt hast?

Siehe, welch ein Mensch!

In einer kleinen Kirche entdecke ich eine Inschrift am Altar:

„Ecce homo – Siehe, welch ein Mensch"

Die Inschrift ist auf der Seite angebracht, wo Geistliche stehen, wenn sie zur Gemeinde sprechen. Mich hat es sehr berührt, mir vorzustellen, dass sie in diesem Bewusstsein zu den einzelnen Menschen in der Kirche sprechen konnten.

Wie wäre es, als Mensch in dieser Gemeinde das Gefühl zu bekommen, in diesem Augenblick wirklich gesehen zu werden – mit all meinen Fehlern, mit all meinen Schwächen? Und dennoch geliebt zu sein.

Für manche Menschen entsteht dieses Gefühl im Zwiegespräch mit göttlichen Kräften. Ein Geschenk.

♡ *Ein neuer Blick auf dich selbst*

Nun können wir solche Situationen nicht herbeizaubern. Aber lasse uns mal einen kleinen Versuch machen, einen etwas anderen Blick auf dich selbst zu richten.

Diesmal ist es eine Schreibübung. Du brauchst also einige leere Blätter, einen Stift und natürlich einen ungestörten Augenblick.

Mache zuerst für einige Minuten die Augen zu und stelle dir vor, dass du hinter deinen geschlossenen Augenlidern deinen Blick ein wenig weitest. Als würdest du ein Stück weiter nach links und rechts als üblich schauen wollen, ohne die Position deiner Augen zu ändern. Dadurch entspannen sich deine Augen und nehmen mehr wahr.

Dann änderst du die Blickrichtung, als könntest du dich selbst jetzt von einer höheren Stelle aus betrachten. Als würdest du wie ein Vogel von der Erde abheben können und schwebend aus der Luft einen Blick auf die Person richten, die du bist. Aber jetzt so, als wäre es eine fremde Person, die du betrachtest.

Aus dieser hohen und weiten Perspektive beschreibst du jetzt, welch einen Mensch du gerade vor dir siehst. Dein Blick ist voller Güte und Liebe, voller Wertschätzung und Gnade. Kritische Stimmen sind hier absolut untersagt.

Es ist egal, ob dir eher Wortfragmente oder ganze Sätze in den Sinn kommen. Schreibe alles auf. Erlaube dir, in dieser Beschreibung Worte über dich zu benutzen, die du sonst nicht so leicht in den Mund nehmen würdest. Hier ist nicht die Stelle für Bescheidenheit. Alles, was spontan kommt, soll ungefiltert einen Platz auf deinem Papier finden.

Wenn es dir sehr schwerfällt, wiederholst du diese Übung einige Tage oder Wochen später. Aber irgendwann solltest du sie unbedingt machen.

Wenn wir jetzt gemeinsam in einer Gruppe wären, würde ich dein Blatt anschließend von einer anderen Person für dich vorlesen lassen. Vielleicht hast du aber das Glück, in deinem Umfeld eine solche Person zu haben, die dir nach einiger Zeit dein Blatt ohne Wertung und voller Respekt vorliest. Damit du diesen anderen Blick auf dich auch über das Hören aufnehmen kannst.

Unterschiedliche Geschöpfe

„In Gottes Garten gibt es viele Blumen" heißt es ja so schön. Wir sind aber meist schnell im Verurteilen anderer Menschen, wenn sie uns nicht gefallen oder uns auf die Nerven gehen.

Manchmal ist es jedoch spannend, einen Versuch zu wagen, gerade diese Menschen wie seltene Pflanzen oder Blumen zu betrachten. Für einen Augenblick aus dem Urteil zu gehen und sie möglichst neutral anzuschauen. Du musst sie dabei nicht mögen oder lieben, sondern nur hinschauen.

Welches Gewächs habe ich da vor mir? Was hat diesen Menschen gebildet? Welche Form oder Gestalt hat dieser Mensch bekommen, geprägt durch Wind und Kälte, durch all diese Ereignisse, von denen wir wenig wissen? Welche Blüte ist dabei entstanden? Was hat dieser Mensch dadurch entwickelt, was vielleicht gar nicht so leicht sichtbar ist? Schaffe ich es, gerade bei Menschen, die ich nicht besonders mag, doch noch irgendetwas Schönes zu entdecken?

„Vergegnung" und Herzensbegegnung

Eine Annäherung aus jüdisch-christlicher Sicht
Gastbeitrag von Christoph Jost – Seelsorger und Lyriker

In seinen autobiografischen Fragmenten „Begegnung" erzählt der jüdische Religionsphilosoph Martin Buber gleich zu Beginn, wie er als vierjähriges Kind die Trennung seiner Eltern und den folgenden Verlust seiner ersten Heimat, der elterlichen Wohnung in Wien, erlebte und wie er anschließend bei seinen Großeltern väterlicherseits in Lemberg untergebracht wurde. Er beschreibt sie als Menschen, „die dem Bereden von Dingen der eigenen Existenz abhold waren", und so wurde unter ihnen auch nicht von der Trennung seiner Eltern und dem Wegzug seiner Mutter gesprochen, „natürlich schon gar nicht in meiner Gegenwart". So ist es dann auch nicht verwunderlich, dass der kleine Junge aus der Fassung gerät, als er eines Tages auf dem Innenbalkon des Hauses stehend von einem vier Jahre älteren Mädchen ohne äußeren Anlass zu hören bekommt, dass seine Mutter niemals mehr zurückkommen wird. Und er wusste, dass er „an der Wahrheit des gesprochenen Wortes keinen Zweifel hegte. Es blieb in mir haften."

Es scheint ein ungeschriebenes Gesetz zu sein, dass Kinder nur sehr zögerlich über tiefgreifend bewegende Erlebnisse reden, schon gar nicht über traumatisierende. Aber genauso sicher scheint zu gelten, dass sie diese in ihrem Inneren intensiv verarbeiten, dass sie das Unfassbare begreifbar, in einem für sie passenden Bild oder Begriff „fassbar" machen müssen. „Später einmal habe ich mir das Wort ‚Vergegnung' zurechtgemacht, womit etwa das Verfehlen einer wirklichen Begegnung zwischen Menschen bezeichnet war."

Wir können ohne Kontakte, ohne Gespräche, ohne Begegnungen nicht leben, und wir entwickeln, jeder für sich, ein sehr ausgeprägtes, untrügliches Gespür dafür, ob uns eine zufällige oder absichtliche Begegnung taugt oder nicht. Entsprechend reagieren wir, öffnen wir uns oder wenden uns ab, sind wir „tief im Herzen" bewegt oder unberührt. Wir haben ein feinfühliges Sensorium für ge- oder misslingende, für heilsame oder unheilsame Begegnungen. Und ohne dass Martin Buber seine unerschöpflichen Gedanken über das Wesen „wirklicher Begegnung" erklärend entfalten muss, wird es allein in seinem zurechtgemachten Wort „Vergegnung" nur allzu deutlich erahnbar.

Wirkliche Begegnung erfasst den anderen in seiner Eigenheit, in seinem Wesen, in seiner gegenwärtigen Situation, in seinem Wollen und Streben, in seinem Können und Wollen. Aber auch in seiner Hilfsbedürftigkeit, in seiner Sprachnot oder gar Sprachlosigkeit, die sich über den Augenblick hinaus immer wieder auch in seiner Erlösungsbedürftigkeit erweisen kann. So gesehen erfasst wirkliche Begegnung den anderen auch in seinen Abhängigkeiten und Zwängen, in seinen seelischen und in seinen geistigen Nöten, sie nimmt Unzulänglichkeiten und Unvollkommenheiten (vor-) urteilsfrei wahr, sie wertet nicht und vergleicht nicht, sie besteht in der unvoreingenommenen, bedingungslosen Achtung und Wertschätzung, in der uneingeschränkten, vorbehaltlosen Liebe des anderen, „zwischen Ich und Du steht kein Zweck, keine Gier und keine Vorwegnahme". Wirkliche Begegnung hält Sprachlosigkeit aus, schweigt und sucht (mit), wo die passenden Worte fehlen.

Aber: Wirkliche Begegnung ereignet sich immer auch im Schatten von Vergegnung. Nämlich dann, wenn eine Person eine andere zur eigenen Selbstdarstellung (miss-)braucht, wenn die Hilfe für den Nachbarn hauptsächlich dem eigenen Selbstwertgefühl dient oder die vordergründige Aufmerksamkeit für den anderen der eigenen Beachtung nutzt. Solche Vergegnungen nennt Martin Buber an anderer Stelle „Rückbiegung", und er sagt: „Rückbiegung nenne ich es, wenn einer [...] den Anderen nur als das eigene Erlebnis, nur *als eine Meinheit bestehen lässt. Da wird dann Zwiesprache zum Schein"*, mit anderen Worten zur Floskel.

Was aber macht aus einer „wirklichen Begegnung" eine „heilsame Begegnung" oder eine „Herzensbegegnung"? Mir fallen „Herzensmensch", „Herzensbindung" ein, altertümliche Begriffe, die überlagert sind von zeitgenössischen wie Authentizität, Resonanz, Echtheit, Wesentlichkeit, Verlässlichkeit. Trotzdem der Versuch, der „Herzensbindung" nicht auszuweichen: Was braucht eine Herzensbindung, dass ich sie so nenne? Ganz bestimmt eine unermessliche Vertrautheit. Habe ich zu Gott eine Herzensbindung und was unterscheidet sie von anderen Bindungen und loyalen Beziehungen? Wie wird sie konkret?

Mag sein, dass der Unterschied zwischen wirklicher, wesentlicher Begegnung und der Herzensbegegnung nur ein Haarspalt breit ist und dass dessen Wahrnehmung eine Frage der Spiritualität ist und davon abhängt, ob man *„Gott einlässt, [...] da wo man steht, wo man wirklich steht, da wo man lebt, wo man ein wahrhaftiges Leben lebt."* (M. Buber)

Ob man sich also ansprechen lässt vom Unvorhersehbaren und offen ist für das Unfassbare, Unbegreifliche, Überraschende und Verwundernde, das jeder Begegnung innewohnt. Und ob man zum Staunen bereit ist, zur Unterbrechung des Gewohnten und Vertrauten. Und letztendlich auch, ob man sich bedingungslos – ohne Wenn und Aber – berühren oder anrühren und bewegen lässt.

So wie mich der zweite Satz in Mozarts Klarinettenkonzert tief in meiner Seele bewegt oder André Hellers Interpretation jiddischer Lieder oder die beiden Bilder über meinem Schreibtisch und über meinem Bett. Oder „Urs", mein Bär, der treu und zuverlässig Tag für Tag in meinem Sessel sitzt. Oder das freundliche, wohlwollend warme Lächeln einer alten Südtiroler Bäuerin, mit dem sie auf meiner Wanderung meinen Gruß erwidert.

Die Bibel ist, mit jüdischer und christlicher Spiritualität gelesen, ein Buch der Begegnungen. Sie erzählt unablässig davon, wie Gott die Wege der Menschen kreuzt und unterbricht, aber auch begleitet, wie seine „Gebote" dabei gehört oder überhört werden. Biblische Begegnungsgeschichten handeln immer auch davon, wie seine „Weisungen" Fromme ermutigen und Frevler bekehren wollen, ohne sie zu zwingen, sie zur Umkehr anstoßen, zum Glauben führen und ihnen Heil eröffnen wollen.

Aus der ständigen (spirituellen) Auseinandersetzung und Prägung mit seiner jüdischen Tradition und Frömmigkeit gewinnt Jesus von Nazareth das Selbstbewusstsein, Gottes geliebter Sohn zu sein. Ausgestattet mit dessen Vollmacht, begegnet er vorbehaltlos den Menschen seiner Zeit. Vor allem denjenigen am Rand der Gesellschaft, die beispielsweise wegen Krankheit vom religiösen Leben ausgeschlossen waren, die zu berühren sündhaft war. Ihnen galt seine uneingeschränkte Aufmerksamkeit. Um sie aus ihrer religiösen und sozialen Isolation zu befreien, um sie „gesund" zu machen oder mit anderen Worten: um sie zu heilen, missachtete er, wann und wo es „heilsam" war, geltende Gesetze und Gebote. Er zauberte nicht. Er widmete sich voll und ganz ihrer körperlichen und seelischen Not. Er sprach sie in ihrer Seele an. Er beschwor ihre Ängste. Er befreite ihre Herzen aus ihrem „Kerker", und er weckte in ihnen neue Hoffnung, indem er ihnen eine neue, von religiösen und gesellschaftlichen Zwängen befreite Perspektive bot. Biblisch gesprochen eröffnete er ihnen auf wundersame Weise Wege zu Gott.

Vielleicht beschreibt das alles den haarbreiten Unterschied zwischen „wirklicher" und „heilsamer" Begegnung, deren wesentliche Merkmale ihre Bedingungslosigkeit und ihre Unmittelbarkeit, ihre Furchtlosigkeit und Großzügigkeit sind, aber ganz und gar auch ihre Unaufdringlichkeit, Bescheidenheit und Demut.

Ich sehe dich!

Aus anderen Kulturen können wir Anregungen finden für die Art und Weise, wie wir uns begegnen.

In Zulustämmen in Südafrika begegnen sich Menschen mit einem besonderen Gruß, „Sawubona", was so viel bedeutet wie „Ich sehe dich; du bist mir wichtig und ich wertschätze dich". Geantwortet wird mit „Sikhona" – „dann bin ich" oder „dann existiere ich für dich".

Die indische Begrüßung „Namaste" bedeutet im Sanskrit: „Ich verbeuge mich vor dir." Sie wird oft verbunden mit einer körperlichen Geste der Verbeugung, wobei die Handflächen zueinander vor der Brust gehalten werden.

Der Autor Omid Safi hat in einem Artikel beschrieben: Trifft man in muslimischen Kulturen jemanden und fragt: „Wie geht es dir?", benutzt man die Formulierung „Kayf haal-ik?" (arabisch) oder „Haal-e shomaa chetoreh?" (persisch). „Haal" ist dabei der flüchtige Zustand des Herzens, der Zustand in diesem Atemzug. Übersetzt wäre es dann so etwas wie: „Was fühlt dein Herz in diesem flüchtigen Augenblick?" Wenn ich frage: „Wie geht es dir?", will ich demnach wissen: Was berührt gerade dein Herz? Welche Freude oder welche Sorgen hast du?

Bei all diesen Begrüßungsmöglichkeiten geht es darum, dass unsere Begegnung nicht nur ein schnelles Sich-zufällig-Treffen wird, sondern eine wirkliche Berührung. Ich habe dich in diesem Moment wahrgenommen und du mich. Wir sind beide gesehen worden mit all dem, was gerade in unseren Herzen ist, und gehen beide beschenkt und gestärkt weiter.

Natürlich sagen wir im deutschsprachigen Raum auch „Wie geht es?" als Begrüßungsformel. Auch diese Frage kann in die Tiefe gehen. Aber wie oft lassen wir es zu? Wie oft geben wir einer Antwort wirklich Raum?

Oft läuft es komplett andersrum. Ich treffe eine alte Bekannte nach ganz vielen Jahren zufällig auf der Straße und frage voller Freude: „Mensch, wie geht es dir?" Darauf folgt eine halbstündige Beschreibung ihrer aktuellen Befindlichkeit mit allen Details. Dabei ist nichts Besonderes vorgekommen, es gibt keine aktuellen Dramen oder außergewöhnlichen Themen, die gerade jetzt eine besondere Aufmerksamkeit erfordert hätten. Das normale Leben eben. Nun ja, ist ja auch gut. Aber nach einer Weile merke ich, dass die Kommunikation nur in eine Richtung geht und sehr oberflächlich bleibt. Wir tauschen uns nicht aus. Meine zaghaften Bemühungen, auch aus meinem Leben ein paar Fragmente einzustreuen oder gar die Gesprächsebene zu wechseln, gehen gänzlich unter. Nach einer halben Stunde verabschiedet sie sich, ohne auch ein einziges Mal nach mir gefragt zu haben.

Ich glaube, auch du kennst diese Situation allzu gut. Natürlich sind wir alle bereit, mit voller Aufmerksamkeit auf Menschen einzugehen, die in einer besonderen Notlage sind. Dann spielt unsere aktuelle Befindlichkeit gar keine Rolle. Aber außerhalb dieser Notsituationen sollte ein Gespräch schon ein Austausch sein, oder?

Interessant finde ich auch, wie viele Menschen offenbar gar nicht merken, dass sie alle Aufmerksamkeit auf sich ziehen und wie sie der Person gegenüber kaum Interesse entgegenbringen.

Als wen oder was sehe ich dich?

Ficre Ghebreyesus, geboren in Eritrea, flüchtete in jungen Jahren aus dem verstörenden Kriegszustand zwischen Eritrea und Äthiopien, nachdem einer seiner Brüder bereits umgekommen war. Auf seiner Flucht kam er auch nach Deutschland, wo er – wie er später sagte – einen Rassismus erlebte wie nie zuvor und als Mensch beinahe daran zerbrach.

Er heiratete später die amerikanische Lyrikerin Elizabeth Alexander, von der du am Anfang dieses Buches schon gehört hast, und starb viel zu früh an einem Herzversagen. Elizabeth Alexander sagt in ihrem sehr empfehlenswerten Erinnerungsbuch „The Light of the World" über ihn, dass sein Herz in seinem Leben viel zu viel Leid ertragen musste und vielleicht deshalb so früh keine Kraft mehr hatte.

Die Tatsache, dass er in Deutschland war und ausgerechnet dort Rassismus erfahren hat, hat mich sehr betroffen gemacht. Denn irgendwo in diesem Land gibt es Personen, die ihn nicht als Mensch, sondern nur als Teil einer Rasse gesehen haben. Die ihm nicht geholfen haben, ihm nicht in die Augen geschaut haben. Die ihn vollkommen allein gelassen haben in seiner Not. Vielleicht war es jemand von uns? An wem gehen wir achtlos oder gar verächtlich vorbei?

Das tiefe Erkennen

In ganz außergewöhnlichen Augenblicken kann das Sehen und Erkennen einer anderen Person schon fast mystische Elemente haben.

In meiner Jugend war ich einmal in einer sehr reichen Gegend einer Großstadt. Auf einer Brücke saß eine alte Bettlerin. Im Vorbeige-

hen trafen sich unsere Blicke. Ich wusste sofort, in diesem Augenblick erkennen wir uns auf einer ganz tiefen Ebene. Wir sind uns so nah und so vertraut. Vielleicht haben sich sogar unsere Seelen erkannt, denn dieser Blick weckte die Erinnerung an etwas ganz, ganz Tiefes und Altes in mir, das ich gar nicht genau benennen konnte. Ich war jedoch vollkommen überwältigt von diesem Gefühl und wusste nicht, wie ich jetzt reagieren sollte. Ich ging zwar nach kurzer Zeit zurück und habe ihr einen für meine Verhältnisse großen Geldbetrag gegeben. Ich habe aber gar nichts gesagt. Welch eine hilflose Geste! Heute wünsche ich mir, ich hätte den Mut aufgebracht, mich einfach zu ihr zu setzen und mit ihr zu sprechen.

Botschaften über Zeit und Raum hinweg

Vor vielen Jahren war ich in Berlin und beschloss recht spontan, allein in eine Ausstellung zu gehen, von der ich gehört hatte. In einem alten Fabrikgebäude hatte Fotograf und Autor Bernd Kolb Porträtaufnahmen von Menschen ausgestellt, die er auf Reisen in Asien gemacht hatte. Nicht irgendwelche Aufnahmen, denn er hatte sich auf die Suche begeben nach Menschen, die noch heute die alten Weisheitstraditionen Asiens bewahren. Er drückte bei diesen Begegnungen immer erst dann auf den Auslöser seiner Kamera, wenn er spürte, dass es gelungen war, eine tiefe seelische Verbindung zwischen ihm und dem Menschen gegenüber herzustellen. Manchmal erst nach vielen Stunden.

Mehr wusste ich nicht. Und das war auch gut so. Denn sonst hätte mich die Begegnung wohl nicht so unvermittelt getroffen.

Die Porträts waren in vielen riesengroßen, dunklen Industriehallen verteilt, die lediglich von Kerzen beleuchtet waren. Wir waren nur eine Handvoll Besucher und wurden von einem schweigenden Guide begleitet, denn allein hätte man sich gar nicht in diesen weiten Flächen zurechtgefunden. Niemand durfte *sprechen. Die übergroßen Porträts wurden von hinten beleuchtet und gewannen auch dadurch eine ganz eigenartige Kraft.*

Aber das Entscheidende war etwas anderes: In der Begegnung mit diesen besonderen Gesichtern trat das Wesenhafte hervor, das Essenzielle auf einer viel höheren Ebene. Vielleicht gar das Seelengesicht, das über Jahrtausende unverkennbar bleibt.

Es traf mich vollkommen unvorbereitet. Ich habe bei einzelnen dieser Porträts Dimensionen betreten, um die ich vorher kaum wusste. Erinnerungen wurden wach von Existenzen jenseits unserer Zeit. Tiefe Seelenbegegnungen mit Botschaften, die mein Leben verändert haben, die Weichen gestellt haben für neue (und dabei doch ganz alte) Aufgaben.

Der Mensch hinter der Fassade

Johanna kam zu einer Behandlung zu mir. Natürlich bin ich immer freundlich und offen für meine Klientinnen und Klienten. Aber in diesem Fall … Nun, ich muss zugeben, dass ich Johanna schon länger aus dem ferneren Bekanntenkreis kannte und nicht gerade besonders mochte. Sie hatte eine Neigung, so abfällig über Menschen zu reden, die nicht in ihr System passen, und wusste immer besser als andere, wie man zu leben, wohnen, sich zu benehmen hat. Meine Offenheit hatte also Grenzen …

Wenn ich aber behandele, betrete ich andere Bewusstseinsebenen und bekomme auch nicht alltägliche Informationen über diese Person. So auch jetzt.

Nach einigen Einstiegsschritten, in denen ich mich um ihr aktuelles körperliches Problem gekümmert hatte, betrat ich etwas, das ich die Seelenebene nenne, auch wenn es gewiss noch tiefere Dimensionen gibt, die ich nicht erfassen kann. Dort sah ich Teile von ihr und ihrem Wesen in ihrer Reinform, als einen glitzernden, leuchtenden Diamanten. Eine unendliche Schönheit. Es war nur ein kurzer Augenblick, aber es hat meinen Blick auf sie für immer verändert. Nur manchmal, wenn sie wieder so kontrollierend in ihr Umfeld eingreift, werde ich etwas traurig und möchte ihr am liebsten sagen, was ihre Seele „eigentlich" ausstrahlen möchte. Und hoffe, dass sie es irgendwann verstehen wird.

Dabei handelt es sich nicht einmal um eine ganz besondere Person. Wenn wir nahe genug an das Seelenwesen eines Menschen kommen, werden wohl alle als glitzernde Diamanten erscheinen. Nur schauen wir dort natürlich nicht so häufig nach. Erst recht nicht, wenn wir mit jemandem Probleme haben. Vielleicht wäre es aber dennoch eine gute Idee?

Wesensqualitäten

In meinen Seminaren machen wir manchmal Übungen, um die „Wesensqualität" eines Menschen wahrzunehmen. Das bedeutet, tiefer und weiter zu „sehen", als unser alltägliches Auge es schaffen kann.

In den meisten Fällen zeigen sich dabei ähnliche Wahrnehmungen wie oben beschrieben, und meist sind wir alle anschließend zu Tränen gerührt.

Nicht nur die Bilder, die dabei entstehen, können uns tief berühren, sondern allein schon die Situation selbst zu erleben, dass jemand uns wirklich voll und ganz als Person betrachtet, ist ein großes Geschenk.

Als Leiterin bin ich in meinen Seminaren normalerweise nicht auch Teilnehmerin bei den Übungen, die durchgeführt werden, denn meine Aufgabe ist ja eine andere. Aber manchmal geht die Personenzahl der Anwesenden nicht auf, und ich muss mitmachen, damit alle eine Übungsperson zur Verfügung haben. So auch einmal, als die Übungsaufgabe lautete, die Wesensqualität des Gegenübers zu erahnen. Als Übungsobjekt hatte ich nur die Aufgabe, still dazusitzen und es geschehen zu lassen. Diesmal durfte ich wieder selbst erleben, was ich sonst lediglich für andere beschreibe.

Mein Gegenüber veränderte seinen Fokus in eine tiefere Wahrnehmung, und ich spürte gleich, wie ich von einer sanften und dennoch sehr intensiven wärmenden Welle geflutet wurde. Es entstand tatsächlich das Gefühl, dass dies einer der seltenen Augenblicke im Leben war, in denen ich wirklich gesehen wurde. Mit all dem, was ich bin, was ich war und sein werde. Eine große Liebe und eine vollkommene Akzeptanz.

Welche Details die Person dabei wahrgenommen hat, spielt hier keine Rolle. Diese sind aber natürlich sonst auch spannend für alle, die an solchen Übungen teilnehmen.

Aber allein schon dieses Gefühl spüren zu dürfen ist eine unendlich wertvolle Erfahrung.

♡ Ein kostbarer Augenblick

Aus den Seminaren des großen buddhistischen Meisters Thich Nhat Hanh ist folgende Übung übermittelt:

Die Teilnehmenden wurden gebeten, eine andere Person für diese Übung zu wählen. Sie wurden dann aufgefordert, sich voreinander zu verbeugen in der Vorstellung, dass jeder Mensch eine Buddha-Natur hat. So auch ihr Gegenüber. Anschließend sollten sich beide Teilnehmenden umarmen und währenddessen dreimal tief ein- und ausatmen. Während des

ersten Atemzugs sollten sie sich sagen: „Ich werde eines Tages sterben." Während des zweiten Atemzugs: „Auch du wirst eines Tages sterben." Und beim dritten Atemzug: „Wir haben nur diesen kostbaren, kurzen Augenblick zusammen."
Allein schon die Vorstellung dieser Schritte macht etwas mit uns.
Vielleicht magst du es aber auch einmal mit einer anderen Person ausprobieren.
Wie, glaubst du, würdest du dich dabei fühlen?

Mit offenem Herzen zuhören

Wahre Kommunikation kann ein Segen sein. Aber eine absolute Voraussetzung dafür ist, dass die Kommunizierenden auch wirklich zuhören können.

Der amerikanische Autor Parker Palmer beschreibt eine Praxis in den amerikanischen Quäkergemeinden, die man „Klarheit" nennt.

Dabei sitzt man schweigend mit einer Person zusammen, die von ihren Problemen sprechen darf, und hört nur intensiv zu („listen deeply"). Damit bekommt diese Person die Möglichkeit, „die Weisheit ihrer inneren Stimme zu hören", im Sinne von „sich selbst wirklich gut zuhören". Manchmal steht eine Entscheidung an. Die zuhörende Person gibt aber keine Ratschläge, sie darf lediglich ehrliche Fragen stellen.

Zum Nachdenken:

Vielleicht erinnerst du dich daran, wie es war, als dir einmal jemand wirklich tief zugehört hat? Vielleicht gar über lange Zeit, ohne gleich dein Problem lösen zu wollen.

Oder als du jemandem tief zugehört hast?
Was hat sich dabei in der Situation und in dir oder in der anderen Person verändert? Was ist dabei entstanden?

♡ Lauschen

Vielleicht magst du demnächst in einer passenden Situation diese Art des Lauschens ausprobieren? Oder du vereinbarst gar mit einer vertrauten Person, gemeinsam diese Übung auszuprobieren.
Es geht nicht nur um das Hinhören, sondern um ein wirkliches Lauschen.
Lasse dich mit deinem Gegenüber nieder, öffne dein Herz langsam und sauge wirklich in dich auf, was jetzt gesagt oder gezeigt wird. Achte auch auf das, was hinter den Worten durchschimmert.
Lasst euch Zeit. Lasse das Gesagte wirken. Schweige. Schweige immer noch. Lasse dein Gegenüber ganz zu Ende kommen. Halte dabei deine Meinung oder mögliche Ratschläge zurück.
Es ist nicht deine Aufgabe, das Problem zu lösen.
Halte die gesagten Worte in deinem Herzen und segne sie.

Diese Art des Lauschens kannst du nicht nur praktizieren, wenn es um große Probleme geht oder eine besondere Situation es erfordert. Auch in alltäglichen Begegnungen kannst du die kleinere Variante davon ausprobieren.

Wenn du demnächst mal im Gespräch mit einem Menschen bist, kannst du vielleicht ein kleines Experiment wagen.
Vielleicht magst du diesen Menschen gar nicht so sehr. Oder du kennst ihn/sie gar nicht so gut. Vielleicht ist die Situation auch etwas unangenehm.
Versuche dann aber dennoch, für fünf bis zehn Minuten wirklich zuzuhören, diesen Menschen zum Reden zu bringen, ihm zu zeigen, dass du dich jetzt gerade wirklich für ihn interessierst, für das, was er zu sagen hat.

Es klingt schon fast banal, aber manche Leute bekommen sehr selten das Geschenk, dass ihnen jemand richtig zuhört. Du verschenkst deine Aufmerksamkeit für fünf bis zehn Minuten und machst einen Menschen glücklich.

Kleiner Selbsttest für deinen Umgang mit anderen

Wenn Menschen zusammenkommen, ist es immer wieder interessant zu beobachten, wie das Gespräch untereinander verläuft. Erstaunlich oft sind es wenige Menschen, die das Gespräch dominieren, die andere nicht wirklich ausreden lassen, geschweige denn, einen schweigenden Raum aushalten, in dem neue Gedanken entstehen können.

Die spontane Reaktion auf die Aussage eines anderen ist meist das schnelle Mitteilen der eigenen Meinung oder einer vermeintlichen Lösung, statt hinzuhören oder gar eine weiterführende Frage zu stellen, damit diese Person die eigene Aussage etwas vertiefen kann.

Wenn man diese Menschen darauf hinweist, dass sie nicht wirklich ins Gespräch gehen, nicht wirklich in ein Miteinander, sind sie meist sehr erstaunt, weil sie es ein Leben lang so gemacht haben und es nie als etwas Fragwürdiges empfunden haben.

Zum Nachdenken:

Beobachte dich im Umgang mit anderen Menschen. Bitte vielleicht ein paar Personen aus deinem Umfeld um ihre Meinung, denn wir sind oft blind für uns selbst.
Wie gehst du wirklich mit Menschen um? Hörst du wirklich zu? Übernimmst du vorschnell die Kontrolle über das Gespräch oder darf sich etwas miteinander entwickeln und vielleicht ganz woanders hingehen als zuerst gedacht? Bist du offen für neue Erkenntnisse?
Kannst du Fehler zugeben? Kannst du dich gar entschuldigen? Oder für eine Weile zurücknehmen?
Gibst du stilleren Menschen gelegentlich den Raum, den sie brauchen?

Denk daran, du bekommst nur wirklich neues Wissen oder neue Erkenntnisse, wenn du anderen zuhörst, statt deine eigene Meinung zu wiederholen.

Einfach zuhören, statt das Problem lösen zu wollen

Wenn du gerade ein Problem hast, voller Sorgen bist oder einen Schicksalsschlag erlitten hast, erlebst du, wie unterschiedlich

Menschen mit einer solchen Situation umgehen. Manchmal erzählst du jemandem von deiner aktuellen Lage, und dein Gegenüber meint sofort, dein Problem lösen zu müssen. Es folgen dann gute Ratschläge, die natürlich manchmal hilfreich sein können, aber oft an deinem Problem vorbeigehen. Vielleicht warst du auch noch nicht so weit, dass überhaupt eine Lösung angedacht werden konnte.

Andere wiederum hören einfach nur zu, nehmen dich vielleicht in den Arm und drücken ihr Mitgefühl aus. Mehr muss es gar nicht sein. Nur für einen Moment gehalten zu sein. Ertragen zu sein. Verstanden zu sein.

Das Problem lösen wir später.

Angeborene Herzenstalente

Der Vater ist unterwegs zur Bushaltestelle mit seinem geistig behinderten Sohn, der aber fasziniert vor einem blühenden Zweig am Straßenrand stehen bleibt. Er studiert die Blüten, atmet den Duft ein und geht vollkommen ergriffen in diesem Erlebnis auf. Der Vater wartet geduldig, bis dieser magische Augenblick für den Jungen vorbei ist und der Weg fortgesetzt werden kann.

Das sind Augenblicke, in denen ich mich frage, wer hier eigentlich „behindert" ist und wie groß die Wahrheit darin ist, dass wir heute zunehmend von Menschen mit besonderen Begabungen sprechen.

Moderne Schwangerschaftsdiagnostik hat dafür gesorgt, dass sie fast nicht mehr auf die Welt kommen. Aber in den älteren Generationen gibt es sie noch: Menschen mit dem Downsyndrom.

Natürlich ist eine solche Diagnose eine Einschränkung. Natürlich „funktionieren" solche Menschen nicht in allen gesellschaftlichen und sozialen Bereichen und haben nicht nur ein angenehmes Leben. Ich will keine medizinische Diagnose schönreden.

Und dennoch: Menschen mit dem Gendefekt Trisomie 21 zeigen uns auf wundersame Weise, wie bedingungslose Liebe gelebt werden kann. Sie fragen nicht, wer du bist, was du kannst, ob du genug leistest. Du kommst in ihr Leben, und sie lieben dich. Manchmal in einem solchen Übermaß, dass du es kaum verkraften kannst.

In jungen Tagen habe ich eine Weile in einer Tagesstätte für Kinder mit Downsyndrom gearbeitet. Die Eindrücke, die ich von diesen Menschen mit ihrer unfassbaren Liebesfähigkeit gewonnen habe, haben mich nie ganz losgelassen.

Ein einzigartiger Mensch

Jahre später treffe ich eine alte Schulfreundin wieder, die einen Sohn mit Downsyndrom bekommen hat und sich seitdem sowohl praktisch als auch gesellschaftlich für Menschen mit dieser Diagnose engagiert.

Nina lebt an der norwegischen Südküste. Ihr Sohn Jon ist heute 38 Jahre alt und lebt mittlerweile in einer eigenen, betreuten Wohnung.

Ich frage sie, wie es für sie ist, einen Sohn mit Downsyndrom zu haben. Sie antwortet, ohne eine Sekunde zu zögern: „Es ist ein Geschenk!"

„Wir haben diese Diagnose zum Glück erst nach der Geburt bekommen. Natürlich hatten wir erst mal Angst davor, wie es wohl werden wird. Aber das Leben mit Jon hat uns eines Besseren belehrt. Er ist ein wunderbarer Mensch mit einem wunderbaren Herzen. Er

ist ungeheuer aufmerksam, geduldig und herzenswarm. Er spürt es sehr genau, wenn es jemandem mal nicht so gut geht. Dann möchte er die Person am liebsten sofort in den Arm nehmen.

Als er klein war und wir mit ihm in der Stadt waren, sah er manchmal diese traurigen Menschen und wollte sie sofort umarmen. Aber das geht ja nicht immer mit wildfremden Menschen, die davon vollkommen überwältigt wurden – obwohl manche sich auch einfach gefreut haben. Also habe ich ihm beigebracht, keine Menschen zu umarmen, die er nicht kennt. Ich habe ihm erklärt, dass diese so was nicht immer mögen. So oft habe ich es ihm aber angemerkt, dass er mit seinem Impuls gerungen hat, jemanden zu umarmen. Dann hat er mich manchmal angeschaut und gesagt: ‚Ich habe sie aber doch gekannt.'

Er kann sprechen, aber nicht in dem Maße, dass man lange Gespräche mit ihm führen kann. Aber er spürt alles. Natürlich wird er auch mal wütend oder traurig. Er hat ja alle Gefühle, die wir auch haben. Aber diese Liebe siegt immer wieder.

Man bekommt von einem solch einzigartigen Familienmitglied wahnsinnig viel Liebe. Es gibt so unendlich viele Umarmungen, und er schenkt uns so viel Aufmerksamkeit. Mit ihm haben wir gelernt, das Leben nicht so furchtbar ernst zu nehmen. Wir lachen viel zusammen.

Wir haben auch gelernt, etwas langsamer zu leben. Der Alltag geht nicht einfach so zack, zack. Alles braucht sehr viel Zeit. Also lebt man so, dass man ganz viel Zeit hat, haben muss. Aber das geht.

Gelegentlich mussten wir in seiner Kindheit aber auch für Entlastung sorgen wie Kurzzeitaufenthalte in Pflegeeinrichtungen, damit die restliche Familie auf ihre Kosten kam. Es gab schließlich auch Geschwister, die ihre Bedürfnisse hatten und einmal Dinge tun wollten, bei denen der Bruder nicht mitmachen konnte. Und Eltern, die Zeit für sich brauchten.

Er ist das zweite Kind von dreien. Seine Schwester sagt, wenn sie heute schwanger würde und ihr ungeborenes Kind diese Diagnose bekäme, würde sie es auf jeden Fall bekommen. Sie ist Molekularbiologin und setzt sich auf medizinischer Ebene für die Bedürfnisse von Menschen mit Downsyndrom ein.

Das Downsyndrom gestaltet sich nicht immer gleich. Manche können einen Führerschein machen oder machen gar Abitur – natürlich mit etwas Hilfe. Andere brauchen Hilfe für fast alles. Das ist ein genauso großes Spektrum wie für andere Menschen.

Ich habe mich viel in Vereinen für Menschen mit Downsyndrom engagiert und dadurch sehr viele Familien kennengelernt. In dieser Zeit habe ich lernen müssen zu kämpfen. Es ist so wichtig, deutlich zu erkennen zu geben, was wir in den betroffenen Familien brauchen und was nicht in Ordnung ist.

Manche Familien bewältigen die Situation nicht so gut und sind irgendwann sehr erschöpft. Diese können natürlich nicht so stark für ihre Kinder kämpfen. Wir bringen schon sehr unterschiedliche Startvoraussetzungen mit und haben nicht die gleichen Mengen an inneren Ressourcen oder Unterstützung von außen.

Andere Familien wollen diese Kinder nie loslassen und behalten sie auch im Erwachsenenalter noch zu Hause. Ich bin aber der Meinung, dass man sie auch in die Selbstständigkeit schicken sollte. Natürlich mit der Hilfe, die sie brauchen.

Auch wenn ich Jon mehr vermisse, als er mich vermisst. Wenn er zu Besuch ist und schnell alles zusammenpackt, weil er nach Hause will, bin ich schon sehr traurig. Dennoch ist es ein gemischtes Gefühl, denn ich habe ja gerade dafür gearbeitet, dass er sein eigenes Leben in der Selbstständigkeit liebt. Aber es ist schon schwer, einen solchen Menschen loszulassen.

Durch die frühen Schwangerschaftsdiagnosen kommen immer weniger behinderte Kinder zur Welt. Das finde ich sehr schade, denn sie sind oft eine Bereicherung für unsere Gesellschaft. Sie schaffen Vielfalt, und es tut uns allen gut, Erfahrungen mit diesen Menschen zu machen. Ein Aussortieren ist nicht gut. Dennoch möchte ich nicht moralisch urteilen, denn jede Person muss für sich entscheiden. Betroffene Eltern sollten jedoch zumindest vorher erfahren, dass es keine Katastrophe ist, ein solches Kind zu bekommen, sondern dass man auch viel gewinnt. Das Downsyndrom ist eine Bagatelle im Vergleich zu vielen anderen Dingen wie zum Beispiel große Hirnschäden während der Geburt.

Ich bin fest davon überzeugt, dass Kinder mit Downsyndrom die Aufgabe haben, eine Extraportion Liebe in die Welt zu bringen.

Herzenswärme

Es gibt Menschen, die eine große Herzenswärme ausstrahlen. Sie machen überhaupt nichts Besonderes. Sie sind einfach so, dass sich Menschen in ihrer Nähe besonders angenommen und geliebt fühlen. Die wenigsten von ihnen würden von sich behaupten, etwas Außergewöhnliches zu machen oder zu sein.

Ein Chefarzt, der einen sehr stressigen und häufig dramatischen Arbeitsalltag hat, erzählt, wie er oft nach der Arbeit kurz bei seiner älteren Nachbarin vorbeischaut. Meist findet er sie im Garten, und sie setzen sich eine Weile auf die alte Steinmauer.

„Ich werde dann immer ganz ruhig und zuversichtlich. Ohne dass wir über etwas Bestimmtes reden – und erst recht nicht über meine Arbeit –, bekomme ich das Gefühl, dass ich als Mensch vollkommen in Ordnung bin. Auch mit dem, was heute in meiner Macht lag und was nicht."

Meine norwegische Freundin Helga ist auch ein solches Herzenstalent. Auch wenn sie die Erste wäre, die sich gegen einen solchen Begriff wehren würde.

*Aber ich erlebe selbst und beobachte auch andere Menschen,
wie wir uns in ihrer Anwesenheit einfach angenommen fühlen.
Wie sich die Schultern senken und die Angst, nicht verstanden zu
werden oder nicht „richtig" zu sein, schnell verfliegt. Dabei macht
sie nicht viel. Sie hört aufmerksam zu, spricht selbst gar nicht so
viel, und wenn, dann vermittelt sie dir, dass es vollkommen in
Ordnung ist, dass es dir im Moment genau so geht, wie es dir geht.
Sie gibt dir nie Ratschläge, die an deiner Situation vollkommen
vorbeigehen. Überhaupt gibt sie wenig Ratschläge. Eher stellt sie
Fragen.*

*Wenn sie Menschen wiedertrifft, auch wenn es Wochen oder
gar Monate später sein sollte, erinnert sie sich noch daran, wie es
ihnen damals ging, und fragt nach, wie es für sie weitergegangen
ist.*

*Sie ist mein großes Vorbild, wenn es um Präsenz, Akzeptanz
und ein offenes Herz geht. Ich lerne jedes Mal etwas von ihr und
versuche später, wenigstens etwas davon bei anderen umzusetzen.*

*Nur manchmal muss man sie daran erinnern, dass sie auch
so großzügig mit sich selbst umgehen darf. Dass sie Grenzen in
ihrer Sorge um andere Menschen setzen darf. Das macht sie am
besten, wenn sie mit ihrem Kanu auf einem großen See unterwegs
ist und dort ganze Tage allein verbringt. Ich glaube, wirklich große
Herzen brauchen so etwas nicht nur zum Auftanken, sondern um
ihren klaren Blick zu bewahren.*

Zum Nachdenken:

*Ich bin sicher, dass du auch solche Menschen kennst. Vielleicht
hast du dir aber noch nie Gedanken darüber gemacht.*

*Wenn du sie antriffst, beobachte sie ein wenig. Was machen
sie wirklich? Was ist das Besondere an diesen Begegnungen?
Welche Gefühle lösen sie in dir aus?*

Vielleicht bist du gar selbst eine solche Person? Oder möchtest du so eine werden?

Dein Schmerz darf mich berühren

Herzen berühren zu wollen bedeutet auch, zuzulassen, dass unsere eigenen Herzen tief berührt werden. Nicht immer ist das angenehm. Das Leid anderer Menschen kommt uns sehr nahe. Und dennoch braucht diese Welt so sehr Menschen, die sich vom Schicksal anderer tief bewegen lassen, ohne dabei in ein Gefühl der Hilflosigkeit zu gehen.

Spontanes Mitgefühl

Wir stehen vor einem chinesischen Straßenimbiss mit Lieferservice – spät abends eine schnelle Entscheidung, denn zu Hause ist nichts im Kühlschrank. Während der asiatische Inhaber unser Essen vorbereitet, kommt einer seiner Fahrer herein. Ein Afrikaner, offenbar noch nicht lange in Deutschland, denn die beiden können sich nur rudimentär auf Deutsch unterhalten. Gerade sind die Nachrichten über die vielen verbrannten Flüchtlinge in einem

Lkw in Österreich in der Zeitung, die aufgeschlagen auf dem Tisch liegt. Der Asiate ist bestürzt über dieses Ereignis und versucht, dem Fahrer zu erklären, was passiert ist. Es dauert ein wenig, bis die Nachricht sprachlich verstanden wird. Dann wird unübersehbar, wie der Afrikaner erstarrt. Wie der Schrecken tief in seine Knochen fährt und vermutlich auch das eigene Trauma gerade wieder hochkommt. Der Imbissinhaber ahnt, was jetzt in dem anderen vor sich geht, und tut das Einzige, was er gerade jetzt tun kann. Er füllt einen Teller mit Essen und reicht es ihm mit den Worten: „Das schenke ich dir heute."

Spontanes Mitfühlen. Gleich etwas tun, auch wenn es nur wenig ist, aber es ist das, was jetzt getan werden kann.

Dein Schmerz wird gesehen

Die Situation hat sie vollkommen überrumpelt. Eigentlich wollte Karina nur einen kleinen Spaziergang machen, als sie dabei auf ein Ehepaar aus dem Bekanntenkreis traf und für ein paar freundliche, alltägliche Worte stehenblieb. Völlig unerwartet und eigentlich ohne Grund schleuderte der Mann ihr sehr kränkende Worte ins Gesicht. Die Art und Weise, wie es geschah, gab ihr keinerlei Möglichkeit, wirklich adäquat zu reagieren oder sich gar zu wehren.

Karina wusste im Kopf, dass es sehr weh getan haben musste, sie war jedoch merkwürdigerweise gar nicht in der Lage, den Schmerz wirklich zu spüren. Irgendetwas in ihr war regelrecht erstarrt – ja, fast erfroren. So reagiert der Körper oft, wenn wir etwas in diesem Moment nicht verarbeiten können. Was Karina aber wunderte, war, dass sie Tage danach immer noch keinen Schmerz spürte. Sie fühlte sich aber eiskalt.

Dann geschah etwas Unerwartetes: Eine Frau, die sie kaum kannte, kam eines Tages auf sie zu und drückte ihre Empörung

über diese kränkende Situation – und damit ihr Mitgefühl für Ka-
rinas Schmerz – aus, obwohl sie nur über Dritte davon gehört und
sie selbst sie gar nicht miterlebt hatte.

In diesem Augenblick spürte Karina, wie dicke Brocken ihrer
Erstarrungshülle von ihr abfielen. Es hatte jemand ihren Schmerz
gesehen. Es hatte sie jemand wirklich gesehen. Sogar ein fast ganz
fremder Mensch. Auch wenn die kränkende Erfahrung nicht rück-
gängig gemacht werden konnte, reichte diese Tatsache aus, um ein
Stück des Schmerzes loslassen zu können.

In einer tiefen Begegnung, ja, ich möchte es eher Berührung
zwischen Menschen nennen, geschieht etwas, das wir nicht
allein bewerkstelligen können. Wir werden wirklich gesehen,
können erleichtert aufatmen, uns für einen Augenblick in
Sicherheit fühlen und getragen sein. Ein solch kurzer Augenblick genügt oft, um Kraft zu bekommen, etwas zu verarbeiten. Etwas in uns wird verwandelt. Wir sind nicht allein. Es
fühlt jemand mit.

Die Transformation des Leids

Die tibetische Tonglen-Meditation öffnet das Herz und stärkt
das Einfühlungsvermögen. Man übt mit dieser Methode das
Annehmen, Wahrnehmen und Sich-berühren-Lassen vom
Leiden anderer.

Die amerikanische buddhistische Nonne Pema Chödrön,
die Tonglen in ihren Büchern bekannt gemacht hat, schlägt
dennoch vor, dass man diese Meditation erst einmal für sich
selbst und die eigenen Leiden übt. Es kann dabei um körperliche Krankheiten oder Schmerzen gehen oder um Gefühle wie
Angst, Unsicherheit oder Sorge.

Dabei knüpft Tonglen an andere traditionelle buddhistische Meditationen an, etwa an die Metta-Meditation der liebenden Güte, die du auch in diesem Buch findest.

♡ Tonglen

Komme in wenigen Atemzügen etwas zur Ruhe. Benutze bewusst deine Sinne für die Wahrnehmung in den nächsten Schritten.

Du nimmst bei dir oder anderen ein Leiden wahr und atmest dieses Leiden mit einem Gefühl ein, als wäre es heiß, dunkel und schwer.

Dann atmest du das Gefühl verwandelt aus, als wäre es jetzt kühl, hell und leicht.

Du atmest durch alle Poren deines Körpers ein und aus und bleibst dabei in deinem natürlichen Atemrhythmus.

Leiden einatmen, Erleichterung und Zuversicht ausatmen.

Für dich selbst könnte es beispielsweise so aussehen:
Ich atme meine Unsicherheit ein – heiß, dunkel und schwer.
Ich atme Zuversicht und Sicherheit aus – kühl, hell und leicht.

Wenn du etwas Erfahrung damit gemacht hast, kannst du beginnen, die Verwandlung der Leiden anderer Menschen zu unterstützen.

Ich atme deine Trauer und deine Not ein – heiß, dunkel und schwer.
Ich atme Trost und Leichtigkeit aus – kühl, hell und leicht.

Später kannst du deine Wünsche von einer einzelnen Person zu weiteren Menschen ausdehnen, die in der gleichen Lage sind, die z. B. auch einen geliebten Menschen verloren haben.

Bei ganz besonderen Notlagen wie Krieg oder Katastrophen in der Welt kannst du auch große Menschengruppen in diese Meditation hineinnehmen und so wenigstens etwas tun, statt von der eigenen Hilflosigkeit und Betroffenheit überwältigt zu werden.

Herzkommunikation

Sich wieder spüren

Mit Menschen, die mir wichtig sind, die aber weit weg leben oder auf andere Art für mich im Alltag nicht erreichbar sind, halte ich gern gelegentlich wenigstens telefonischen Kontakt. Mit manchen nur alle paar Jahre, aber ich lasse die Verbindung nicht so leicht abreißen.

Manche Gespräche sind dann so vertraut, herzenswarm und lebendig, als würden wir unser letztes Gespräch von vor langer Zeit einfach fortsetzen. Als wäre keine Zeit dazwischen gewesen. Wenn ich den Hörer auflege, bin ich beglückt darüber, dass wir uns wieder gespürt und aufs Neue eng miteinander verbunden haben.

Andere Gespräche wiederum lassen mich fast leer zurück. Wir kommen uns nicht wirklich nah, woran es auch immer dieses Mal liegt, denn das ist oft gar nicht so leicht erkennbar. Vielleicht ist es der falsche Augenblick, vielleicht schwingen

Worte mit, die nicht stimmig sind. Vielleicht ist unsere Verbindung auch tatsächlich an einem Endpunkt angekommen. Ich gebe nicht so schnell auf, und meist probiere ich es schon noch einige Male wieder. Wenn sich das Gefühl aber wiederholt, weiß ich, dass es Zeit ist, auseinanderzugehen.

Unerwartete Nähe

Nach vielen Jahren rief eine fernere Bekannte ganz unerwartet an. Natürlich hatte sie einen aktuellen Grund dafür. Diesmal war es eine Frage an mich, denn so gut kannten wir uns nicht, dass wir uns einfach so anrufen würden. Das Wesentliche an dem daraufhin entstehenden Gespräch war aber etwas anderes.

Ich hatte sie schon immer gemocht, aber etwas Schroffes, ja, fast Hartes in ihrem Wesen hatte mich davon abgehalten, aus der Bekanntschaft eine wirkliche Freundschaft entstehen zu lassen.

Jetzt erzählte sie aber sehr offenherzig von den letzten Jahren, die voller Belastungen und Schicksalsschläge gewesen waren. Von Wegen, die zu Ende gingen. Und davon, welche Erkenntnisse sie daraus gewonnen hatte und was alles jetzt dadurch anders geworden war.

Ich hörte eine so weiche Stimme wie nie zuvor.

Sie fragte auch nach mir, voller Anteilnahme und aus wirklichem Interesse. Noch nie hatten wir zwei uns so persönlich unterhalten. Sie hat ihr Herz geöffnet, und ich habe keine Sekunde gezögert, ebenfalls mit offenem Herzen ins Gespräch zu gehen.

Solche Begegnungen sind kleine, unerwartete Geschenke.

Vielleicht sollten wir öfter mal den Mut haben, auch anderen solche Geschenke zu machen?

♡ Herzfäden

Eine Kommunikation zwischen den Herzen findet selbstverständlich ununterbrochen statt – ob wir es bewusst wahrnehmen oder nicht. Aber sie kann auch bewusster wahrgenommen und gestaltet werden.

Dazu gibt es eine kleine Übung. Wenn du sie mit einer anderen Person machst, setzt ihr euch gegenüber in einem Abstand von ca. ein bis zwei Metern. Wenn keine andere Person im Raum ist, kannst du diese Übung auch mit einer nicht anwesenden Person machen und dir lediglich ihre Anwesenheit vorstellen.

Die zweite Person sollte für diese Übung unbedingt eine Person sein, die du magst und die auch dich mag.

Gönne dir erst einmal etwas Zeit, um dein eigenes Herz wahrzunehmen. Bist du etwas aufgeregt, unruhig oder belastet dich etwas? Oder bist du gelöst und fröhlich? Nur wahrnehmen, nicht weiter darüber nachdenken.

Wende dich dann deinem Gegenüber zu und versuche, einen allerersten Eindruck von dem Zustand seines Herzens zu bekommen. Eine leise Ahnung genügt.

Dann stelle dir vor, wie aus deinem Herzen kleine, zarte Strahlen wachsen. Wie kleine Fädchen, die sehr beweglich und lebendig sind. Manche sind sehr dünn und fragil, andere robust und stark. Diese Fädchen bewegen sich zum Herzen deines Gegenübers hin, und von deinem Gegenüber kommen andere Fädchen zu dir. Es ist ein ständiges Hin und Her, die Form und die Intensität verändern sich ununterbrochen.

Du weißt dabei, dass diese Begegnung nur für eine begrenzte Zeit stattfindet und keinerlei dauerhafte Bindung oder

Verbindlichkeiten mit sich führt. Es ist eine unschuldige Berüh-
rung der Herzen für diesen einen Augenblick. Genieße dieses
lebendige „Gespräch". Lasse dich überraschen, was du so ganz
ohne Worte dennoch sehr gut verstehst.
Nach maximal fünf Minuten beendet ihr die Übung und be-
dankt euch für diese besondere Kommunikation.

Vielleicht magst du solche Herzensdialoge auch in anderen
Situationen üben. Das ist auch sehr gut möglich, ohne dass
dein Gegenüber aktiv und bewusst an der Übung teilnimmt.
Probiere es vielleicht mit einem fernen Bekannten, den du
heute zufällig triffst, mit einem Arbeitskollegen oder mit der
Angestellten an der Supermarktkasse. Beobachtet dabei, wie
du dich fühlst, und vielleicht auch, ob diese Leute in irgend-
einer Form anders reagieren als sonst.

Die Verwandlung deiner Person

Eine tiefe Herzensberührung hinterlässt beide in der Tiefe
verwandelt. Vielleicht seid ihr euch gänzlich unbekannt gewesen. Vielleicht werdet ihr euch auch nie wiedersehen. Das
ist auch nicht entscheidend. Was zählt, ist das Sicherkennen,
das Sichwiedererkennen, die so feinen Wellen dieses einen
Herzens zu spüren, wie sie dein Herz berühren und von ihm
berührt werden.

Immer werden dabei Türen zu neuen Erfahrungsräumen
geöffnet. Du öffnest ein Stück weit die Grenzen deiner Identität. Es kann dazu führen, dass alte vertraute Mauern einrei-
ßen, an die du dich bereits gewöhnt hattest, denn eine solche

Herzensbegegnung ist immer auch ein Stück Abenteuer. Auch du wirst dabei neu gesehen.

Mit Worten durch die Krise

Peter L. berichtet, dass er und seine Frau während einer schweren Krise, in der sie lange Zeiten voller Unsicherheit und Unberechenbarkeit aushalten mussten, beschlossen hatten, jeden Tag gemeinsam einige Seiten in einem Buch zu lesen. Nicht irgendein Buch, sondern ein Buch voller Weisheit. Anschließend haben sie über das Gelesene miteinander gesprochen und berichtet, welche Gedanken es in ihnen ausgelöst hat. Manchmal auch darüber, was die Aussagen im Buch wohl mit der aktuellen Krise zu tun haben könnten, welcher neuer Blickwinkel auf das Problem sich dabei zeigte.

Mit dem Wissen und den weisen Worten des Buches, aber nicht zuletzt in dem Berührtsein durch das gemeinsam Erlebte und Besprochene entstand ein leuchtender Pfad, der sie nach und nach aus der Krise hinausbegleitete.

Mitgefühl ist nicht gleich Mitleid

Vor einigen Jahren gab es einige internationale Forschungsprojekte, die herausfinden wollten, welche Auswirkung eine regelmäßige Meditation auf die Gehirnaktivitäten hat.

Die heutige Professorin und Leiterin des Labors für Soziale Neurowissenschaften der Max-Planck-Gesellschaft in Berlin, Tania Singer, war mitverantwortlich für einige dieser Experimente in Europa. Der Arbeitsschwerpunkt war eine „Erforschung des menschlichen Sozialverhaltens", und es ging um soziale Emotionen wie Empathie und Mitgefühl sowie deren Trainierbarkeit.

In der ersten Gruppe des Untersuchungsprojekts befanden sich Menschen, die keine lange Erfahrung mit Meditation hatten, aber im Vorfeld kurze Schulungsprogramme in einer Meditationstechnik mitgemacht hatten, in der man über das Gefühl von Empathie meditieren sollte.

Die zweite Personengruppe waren buddhistische Mönche, die teilweise über 20 Jahre intensiv über Empathie und Mitgefühl meditiert hatten, in der Regel mit der Metta-Meditation, die auch in diesem Buch beschrieben wird.

In den Voruntersuchungen hatte sich gezeigt, dass die meisten Menschen Empathie beim Anblick leidvoller Bilder von anderen Menschen empfinden können und dass dieses Leid systematisch mit negativen eigenen Gefühlen wie Schmerz, Hilflosigkeit oder Entmutigung verbunden wird. Es wurde im MR-Scanner beobachtet, wie das Gehirn diese Informationen unterschiedlich aufnahm, je nachdem, ob die Testperson in einem neutralen Zustand war oder ob sie durch einen meditativen Zustand ein starkes Gefühl von Empathie aktiviert hatte.

Der ursprüngliche Begriff, der in dieser internationalen Untersuchung benutzt wurde, um Empathie zu aktivieren, war das englische Wort „compassion". Dieses Wort kann aber sowohl mit „Mitgefühl" als auch mit „Mitleid" übersetzt werden.

Man hat bald nicht nur festgestellt, dass die Testpersonen Empathie aktivieren konnten, sondern auch, dass ihre Gehirne so reagiert haben, als hätten sie selbst den Schmerz und das Leid durchlitten.

Außerdem wissen wir – auch anhand der Forschung über die sogenannten Spiegelneuronen –, dass das Leid anderer, die Gefühle anderer sich in uns spiegeln, wenn wir diese offen aufnehmen. Wir leiden mit den Leidenden. Allein der Begriff „Mitleid" macht das deutlich.

Spiegelneuronen sind Nervenzellen im Gehirn, die beim Betrachten einer Handlung oder einer Gefühlsregung die gleichen Aktivitätsmuster zeigen, als ob man etwas selbst tun oder spüren würde. Was ein anderer Mensch also tut oder fühlt, spürt die zuschauende Person mental. So spiegelt sich eine Person in einer anderen. In uns Menschen ist dadurch die Fähigkeit angelegt, für andere Mitgefühl und Empathie zu empfinden.

So weit ist alles logisch. Dann geschah aber in diesen Untersuchungen etwas Interessantes. Als der bekannte französischstämmige buddhistische Mönch Matthieu Ricard drankam, entstand eine erste Verwirrung. Als er nämlich gescannt wurde, dachte das wissenschaftliche Personal zunächst, es wäre etwas schiefgelaufen. Denn in seinem Gehirn wurden nicht die gleichen Areale aktiviert wie bei den anderen Testpersonen. Es wurde eine starke Aktivität in einem völlig anderen Bereich sichtbar. Sie fragten ihn, was er getan hätte. Er erwiderte, dass er so viel Leid nur kurz ertragen hatte und deshalb sofort in eine Meditation der liebevollen Güte gegangen wäre. Das bedeutet, dass er sich nicht darauf konzentriert hatte, das Leid der anderen genau in sich zu spüren, sondern in ein fürsorgliches Mitgefühl gewechselt war. So wie es Teil einer üblichen buddhistischen Meditation ist – verbunden mit dem Wunsch, das Wohlbefinden dieser Menschen wiederherzustellen.

Es wurden also klare Unterschiede in der Gehirnaktivität gemessen, je nachdem ob jemand Empathie im Sinne von Mit*leid* oder Mit*gefühl* verspürte.

Daraufhin wurden die Testpersonen in zwei Gruppen unterteilt: Die eine Gruppe meditierte über Liebe und Mitgefühl, die andere über Empathie im Sinne von Mitleid.

Die Teilnehmenden der zweiten Gruppe waren am Ende der Übungstage sehr dünnhäutig und erschöpft. Viele hatten geweint und konnten anschließend schlecht schlafen. Sogar an den folgenden Tagen berichteten sie davon, dass sie auch außerhalb der Experimentstunden ständig so viel Elend um sich herum sahen und es sie richtig tief berührte.

Man hat festgestellt, dass eine empathische Resonanz auf Schmerz bei häufiger Wiederholung zu Gefühlserschöpfung und Hilflosigkeit führen kann. Gerade medizinisches Personal weiß, wie sich das anfühlt. Es kann über lange Zeit sogar zu einem Burnout führen, wenn man sich von den beruflichen Sorgen, Stress und Druck so stark belastet fühlt, dass man krankgeschrieben oder gar irgendwann berufsunfähig wird. So lag der Gedanke nahe, dass Burnout eventuell auch eine Ermüdung des Empathieempfindens sein könnte.

Denn Empathie nutzt sich offenbar nach einer Weile ab, Mitgefühl aber nicht. Mitgefühl stärkt eher die eigene Kraft, die innere Balance und Bereitschaft, leidenden Menschen zu helfen. In der Praxis wechseln sich diese Zustände ab und sind nicht immer klar voneinander zu trennen.

Ein wichtiger Punkt dabei ist, aktiv werden zu können. Ich kann Mitgefühl schenken und verharre nicht nur im Mitleiden – ein ganz bedeutsamer Unterschied, wie man aus der Resilienzforschung weiß. In der Definition des bekannten Neurologen und Psychiaters Boris Cyrulnik ist Resilienz die Fähigkeit, zu überleben und ein Trauma zu überwinden, indem innere Ressourcen aktiviert werden. Dazu gehört unbedingt das Gefühl, etwas *tun* zu können – *aktiv* zu werden. In diesen Untersuchungen bedeutet es, dass die Testpersonen ihr ursprüngliches Gefühl von Hilflosigkeit überwinden und durch aktive Anteilnahme und Mitgefühl ersetzen.

Auch wenn ich einen Menschen nicht retten, nicht heilen kann, so bin ich in der Lage, ihm Mitgefühl zu schenken.

Die Forschenden haben daraufhin das Experiment verändert und die Testpersonen der „Mitleid"-Gruppe gegen Ende der einzelnen Übungstage für eine Stunde die Meditation der liebevollen Güte üben lassen. Anschließend ging es ihnen besser, und sie haben sich nicht so stark von den Mitleidübungen herunterziehen lassen.

Es gibt aber auch weitere wichtige Faktoren: Wer ein stärkeres Mitgefühl aktiviert, reduziert den eigenen Stress. Offenbar kommt man in diesem Zustand eher zur Ruhe und zu einer größeren Akzeptanz – nicht nur gegenüber anderen Personen, sondern auch sich selbst gegenüber.

Eine Krankenschwester drückt es so aus: „Wenn ich am Krankenbett sitze, habe ich natürlich immer Mitgefühl für die Schmerzen und das Leid der Patienten, aber ich habe seltsamerweise immer auch das Gefühl, dass ich etwas tun kann, und sei es, indem ich einfach da bin, bei ihnen bin. Und ich wage es ja kaum zu sagen, aber mir geht es immer so gut dabei."

Mitgefühl bedeutet eben nicht, dass wir das Leid nicht mehr sehen sollen, dass es uns nicht länger berühren darf, sondern dass wir es in eine positive Aktivität unsererseits umwandeln.

Selbstschutz

Herzen öffnen, offene Herzen ... „Das ist ja alles schön und gut", magst du jetzt vielleicht sagen. Nicht immer ist es gut für uns, unsere Herzen sperrangelweit zu öffnen und mit Menschen tief in Begegnung und Beziehung zu treten. Natürlich müssen wir immer wieder gut prüfen, wie weit unsere Herzen

in der aktuellen Situation aufgehen dürfen und wo eher absolute Vorsicht geboten ist, weil wir viel zu verwundbar sind oder
keine Chance haben, mit Herzensqualität weiterzukommen.

In besonders heiklen Situationen kann es eine Hilfe sein,
auf die Richtung der Herzenergie zu achten. Wenn ich im Bereich des Gebens bin, ist die Gefahr nicht so groß, dass ich eine
Angriffsfläche für die anderen biete, denn ich zeige meine Ver-
wundbarkeit nicht. Ich lasse nicht zu, dass andere wirklich tief
in mein Herz hineinspazieren dürfen, sondern bleibe in der
Rolle der Gebenden. In der Regel geschieht dies sowieso ohne
Worte, sodass es kaum jemandem auffällt, dass hier etwas Besonderes getan wurde.

*In meinem früheren Beruf als Dolmetscherin habe ich so etwas
manchmal instinktiv eingesetzt. Bei harten Geschäftsverhandlun-
gen oder in Konfliktsituationen zwischen Firmen habe ich nicht
nur verbale Inhalte zwischen den einzelnen Parteien in der jewei-
ligen anderen Sprache weitergegeben, sondern habe mir bewusst
die hitzköpfigsten Gesprächspartnerinnen und -partner heraus-
gepickt und versucht, ihnen eine dämpfende, liebevolle Energie
zu schicken. In manchen Situationen konnte beobachtet werden,
wie sie sich etwas entspannten und ihre Gesichter nicht mehr ganz
so verschlossen waren. Ich habe solche Dinge noch nicht einmal
aus Güte getan, sondern eher, um mein eigenes Wohlbefinden
zu retten, denn diese heftigen Gespräche und knallharten Ver-
handlungsstrategien waren nicht gerade die Welt, in der ich leben
wollte. Ich wäre andernfalls automatisch in das Aggressionsfeld
hineingezogen worden.*

Du kannst das reine Geben aber auch als Schutz für deine
eigene Person einsetzen, damit eine Situation sich nicht verschlimmert.

Mit einer Kollegin hatte ich einen Konflikt, der zu eskalieren drohte. Es war mir sehr unangenehm, und sie hatte in der aktuellen Situation auch die Macht, mir Schaden zuzufügen, da ich auf ihre Räume für meine Seminare angewiesen war. Hätte sie mir gekündigt, hätte ich ganz schnell eine neue Bleibe finden müssen, was in großen Städten gar nicht so einfach ist.

Wir verabredeten uns zu einem Klärungsgespräch, und ich habe bewusst dabei alles getan, um ihrem Herzen eine sanfte Energie zu schenken und dabei ihre Not und ihre Beweggründe für den Konflikt zu sehen. Deshalb habe ich meinen eigenen Ärger, meine Befindlichkeiten und Nöte erst einmal hintangestellt. Innerhalb von Minuten war die Situation eine völlig andere geworden. Sie öffnete sich und erzählte von aktuellen privaten Problemen. Der vermeintliche Konfliktpunkt war auf einmal gar nicht mehr wichtig für sie.

Unterstützende Übungen für die Herzöffnung

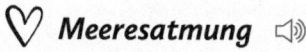 ### ♡ Meeresatmung 🔊

In dieser Übung gehe ich gedanklich ans Meer. Wenn du das Gefühl von Weite eher woanders als am Meer empfindest, kannst du die Übung natürlich entsprechend abändern.
Stelle dir vor, dass du an einem stillen Tag an den Strand gehst. Du stehst mit deinen Füßen im Sand. Vielleicht spürst du die Wärme der Sonne in deinem Gesicht und aus dem warmen Sand an den Füßen. Du riechst das Salz des Meeres und hörst

die sanften Wellen gegen den Strand schlagen. In der Ferne siehst du kleine Boote. Die Möwen streifen am Himmel vorbei, und ihre Rufe ergänzen deine Begleitmusik.

Immer wieder hörst du das Schlagen der Wellen. Lasse dich allmählich in diesen Rhythmus hineingleiten.

Dein Atem geht leicht. Du atmest tief und immer in deinem ganz eigenen Rhythmus.

Lasse deine Schultern sich senken und sich dabei leicht nach hinten öffnen, sodass eine kleine Dehnung im Brustbereich entsteht.

Aus dem Herz-Brust-Bereich atmest du jetzt in die große Weite vor dir aus – und aus der Weite auch wieder ein.

Du bist Teil eines großen Kosmos, und dein Atmen ist deine Verbindung.

Lasse noch etwas mehr Verspannung von dir abfallen. Gedanklich und körperlich. Nichts könnte jetzt wichtiger sein als deine Atmung und diese Weite.

Immer wieder atmest du aus dem Herz-Brust-Bereich aus und wieder ein. Störe dich nicht daran, dass es physisch nicht logisch ist. Deine Vorstellung ist hier das Entscheidende.

Lasse die Geräusche dich immer wieder begleiten wie eine stärkende Hülle um dich herum.

Gönne dir Zeit. Nicht unter 15 Minuten, besser wesentlich mehr.

Zum Schluss magst du vielleicht eine Dankesgeste machen. Vielleicht nimmst du auch – in Wirklichkeit oder gedanklich – etwas vom Strand mit für deinen Tag.

Mir hilft diese Übung, wenn ich unruhig bin, wenn ich mich geärgert habe, voller Sorgen bin oder wenn mein Herz zu schnell unterwegs ist.

♡ Rippenraumdehnung

Diese Übung kannst du im Sitzen oder im Stehen machen. Lege deinen linken Arm hinter deinen Kopf und umgreife ihn am Handgelenk mit deiner rechten Hand. Dann ziehst du langsam am linken Arm, sodass eine leichte Dehnung entsteht. Vielleicht spürst du, wie diese Dehnung deinen Brustkorb und die Rippen ein wenig weitet. Mach diese Dehnung mindestens zehn- bis fünfzehnmal und achte immer darauf, dass die Bewegung sehr langsam ist.
Danach kannst du die Übung auf der anderen Seite wiederholen. Der rechte Arm ist jetzt hinter dem Kopf, und die linke Hand zieht behutsam daran. Genieße die sanfte Dehnung und Öffnung der Rippenzwischenräume.

♡ Größer werden

Wir neigen dazu, uns körperlich kleinzumachen. Schon durch die vielen sitzenden Tätigkeiten und Stunden am Tag, aber auch, weil vor allem wir Frauen es gut gelernt haben, nicht zu viel Raum einzunehmen. Vielleicht tut dir die folgende Übung gut.

Stelle dich in einem relativ breiten Stand hin. Spüre für einen Moment, wie es dir gerade geht. Fühlst du dich offen oder eher verschlossen, selbstbewusst oder ängstlich?

Hebe deine Arme zu den Seiten hoch und drehe die Handflächen nach oben. Hebe deine Arme noch weiter nach oben, bis du mit deinen Armen und Beinen ein X bildest.

Atme einige Male tief ein und aus. Anschließend legst du deine Arme etwas weiter nach hinten, sodass eine Dehnung und Öffnung im Herzensraum spürbar wird. Atme auch hier einige Male tief ein und aus. Halte diese Position, solange sie für dich wohltuend ist.

Spüre noch einmal nach, wie es dir jetzt geht. Hat sich in deinem Herzensraum etwas verändert? Haben sich deine Gefühle verändert?

Diese Übung kann unterstützend sein nicht nur für die Herzensöffnung, sondern auch in Situationen, in denen es gut ist, etwas Größe mitzubringen. Zum Beispiel, wenn du andere von etwas überzeugen musst, wenn du selbstbewusst erscheinen willst oder ganz einfach eine positive Aufmerksamkeit bekommen möchtest.

Vielleicht magst du sogar diese kleine Körperübung zu deinem täglichen Programm hinzufügen.

♡ *Brustraum dehnen*

Stelle dich stabil hin. Deine Arme zeigen nach vorn und sind bis Herzhöhe angehoben. Dabei atmest du ein. Beim Ausatmen gehen deine Arme so weit wie möglich nach hinten. Spüre den Druck in deinen Schulterblättern. Klappe anschließend deine Hände so weit wie möglich nach hinten, bis du eine starke Spannung in den Armen und Handgelenken spürst. Du bist immer noch beim Ausatmen.

Beim Einatmen gehen die Arme nach vorn; die Handflächen gehen aufeinander zu und berühren sich. Dein Hals und deine Schultern wölben sich etwas nach vorn.

Anschließend gehen die Arme wieder nach hinten, und du wiederholst den Ablauf fünf- bis zehnmal.

Achte dabei darauf, dass du in deinem eigenen langsamen Atemrhythmus bleibst.

Selbstfürsorge –
deine persönliche Stärkung

Liebe dich selbst

Vom Dalai Lama wird berichtet, wie erstaunt er war, als er erfuhr, dass viele Menschen in westlichen Ländern Probleme mit einer fehlenden Liebe für sich selbst hätten. Denn für den Dalai Lama gehörten Selbstliebe und Selbstfürsorge zu den Grundlagen der menschlichen Natur. So lehren es die Grundlagen der buddhistischen Praxis.

Mitgefühl und Liebe für sich selbst hat viel mit der Akzeptanz unserer eigenen Person zu tun, aber es ist weit mehr als eine reine Selbstakzeptanz. Es bedeutet auch, dass wir Mitgefühl mit unseren menschlichen Schwächen haben und akzeptieren können, dass es Teile unsere Persönlichkeit gibt, mit denen wir vielleicht nicht zufrieden sind. Dass wir erkennen können, wo unsere Unzulänglichkeiten sind und wir dennoch Gnade finden vor unseren eigenen Urteilen, und aufhören, selbst unsere schlimmsten Feinde zu sein.

Dadurch wird es erst möglich, in schwierigen Zeiten so fürsorglich und liebevoll mit uns selbst umzugehen, wie wir es auch mit befreundeten Bezugspersonen oder Familienmitgliedern tun würden.

Wie soll man sonst andere Menschen lieben wie sich selbst, wenn man sich selbst nicht wirklich liebt?

Aber an diesem Punkt sind wir wohl dennoch alle noch Übende.

Zum Nachdenken:

Wie behandelst du dich selbst?
Wenn es dir guttun würde, dass andere dich anders oder besser behandeln, dann fange heute damit an, dich selbst besser zu behandeln – sei es mit einer ganz kleinen Geste oder Gedanken.

Wie könntest du heute besser mit dir umgehen? Welche Worte würden dir gerade heute guttun?

Elena ist 54 und hat als alleinerziehende, berufstätige Mutter in Vollzeit bislang nie viel Zeit für die eigenen Bedürfnisse gefunden:

„Ich habe jetzt ein neues ‚Hobby', das bin ich selbst. Endlich will ich Zeit für mich haben, möchte Rücksicht nehmen auf alles, was ich brauche und was mir guttut. So viele Jahre war ich damit beschäftigt, was andere gerade brauchten. Ich war für meine Kinder da, später für meine alten Eltern. Oft genug auch für die Bedürfnisse meiner Freunde. Aber jetzt bin ich dran. Und ich kämpfe unerbittlich um die Zeit, die jetzt für mich bleibt."

♡ *Umarme dich selbst*

Stelle dich hin und lege deine Arme überkreuzt vor deine Brust, als würdest du dich selbst umarmen wollen. Sprich dann laut oder leise aus:

„Ich umarme alles, was mich als Mensch ausmacht – auch meine Schwächen und Unzulänglichkeiten. Ich umarme das, was in mir schmerzhaft oder zerbrochen ist. Ich umarme aber auch alle guten Wesenszüge und bedanke mich dafür, dass auch sie zu mir gehören. Mit dieser Umarmung schaffe ich einen Raum der Heilung in mir."

Du bist einzigartig

In der Theorie wissen wir es ja. Klar sind wir alle einzigartig. Aber stehen wir wirklich zu unseren Besonderheiten und wagen wir es, uns so zu zeigen, wie wir sind? Oder stehen wir nur zu unserer Individualität, wenn wir dafür bewundert und gelobt werden?

Gemeint ist hier nicht das egozentrische „so bin ich halt", das keinerlei Rücksicht auf die Bedürfnisse anderer nimmt und gelegentlich eher eine Farce werden kann. Sondern eine grundlegende Authentizität, die auch beinhaltet, dass man gelegentlich über sich selbst und die eigenen Macken lachen kann.

Vielleicht lockt es dich, zunehmend zu dir selbst zu stehen und auch gelegentlich in Kauf zu nehmen, damit etwas aufzufallen oder anzuecken?

Denn von dir gibt es nur ein Exemplar. Egal wie sehr du manchmal mit dir und deinem Leben hadern solltest: Du bist, wie du bist. So bist du auf diese Erde gekommen – so sehen deine Kämpfe und deine Schritte aus. Daraus ergibt sich durchaus eine außerordentlich wichtige Aufgabe: dich als Unikat in dieser Welt zu zeigen. Das durchströmen zu lassen, was nur durch dich in deiner ganz eigenen Färbung durchkommen kann, damit genau das in die Welt kommt, andere erfreuen und Mut machen kann. Vielleicht wartet jemand auf deine Gesten, deine besonderen Worte. Deine Wunden und Erfahrungen können anderen Menschen mögliche, vielleicht sogar bessere Wege zeigen.

Zum Nachdenken:

Wie würdest du dich zeigen, wenn du sicher wärest, dass du nicht ausgelacht, verachtet oder abgelehnt werden könntest?

♡ Dein größeres Ich 🔊

Wie oft machen wir uns zu klein oder wagen es nicht, zu unserer eigenen Größe zu stehen?
Mit der folgenden Übung kannst du ein klein wenig „nachhelfen", indem du dir die Chance gibst, eine größere Version deines Selbst zu werden.
Diese Übung klappt am besten im Stehen. Sorge dafür, dass du genügend freien Raum um dich herum hast, vor allem vor deinem Körper.

Lasse vor deinem inneren Auge eine größere Version deines Selbst erscheinen. Damit ist eine Person gemeint, die schon ein bisschen weiter in ihrer Entwicklung ist, als du dich im Moment fühlst. Sie ist vielleicht großzügiger, gelassener, freier, selbstbewusster oder mutiger.

Dann wechselst du zu dieser neuen Position des größeren Selbst. Das kannst du lediglich in Gedanken machen oder du kannst dir diese Übung ganz real als Bewegung vorstellen und jetzt einen neuen Platz im Raum einnehmen.

Spüre dann ganz genau nach, wie es sich anfühlt, an der Stelle eines größeren Ichs zu sein. Welche Impulse bekommst du dort? Was würdest du in diesem Zustand anders machen können? Was wäre hier besonders wichtig?

Nach einer Weile lässt du wieder einmal vor deinem inneren Auge eine noch größere Version deines Selbst erscheinen: noch freier, mutiger, sicherer. Was auch immer dir als Erstes in den Sinn kommt.

Wieder wechselst du deinen Standpunkt zum größeren Ich und spürst nach, wie es sich in dieser noch größeren Version deines Selbst anfühlt. Was wäre hier möglich? Was wäre hier wichtig? Welche Impulse bekommst du?

Diese Schritte kannst du, so oft du möchtest, wiederholen.

Ich empfehle diese Übung besonders an Tagen, an denen du dich so richtig klein fühlst. Dann kann manchmal ein kleines Wunder geschehen.

Der innere Herzensraum

Bei so viel Herzöffnung, Begegnung und Miteinandersein sollten wir aber nicht vergessen, unseren inneren Herzensraum zu pflegen und zu hüten.

Was ist aber ein innerer Herzensraum?

Es gibt in deinem Herzen einen besonderen Raum. Dort bist du ganz für dich. So manche stärkenden Worte dürfen dort hinein, die kränkenden und aufwühlenden jedoch nicht. Der Eingang zu diesem Raum muss also gut gehütet sein. Nur du entscheidest, was dort hineindarf. In diesem Raum geht es nur um dich. Dort kannst du dich ausruhen und stärken. Dort wirst du nicht von anderen Menschen beansprucht, dort wirst du nicht infrage gestellt. Es ist ein Refugium. Deine heilige Pflicht ist es, diesen Raum regelmäßig aufzusuchen, vor allem in Notlagen, aber auch als Teil deiner Stärkung. Als Besinnungsort für das, was wirklich wichtig ist. Worum es in deinem Leben wirklich geht. Deine Essenz.

Es war einer dieser Tage, an denen die Welt sich gegen mich verschworen hatte. Von überall hagelte es Kritik und Druck. Was sollte ich noch alles tun und sein und besser machen! Vor allem besser machen. Ich spürte, wie mich Erschöpfung und Überforderung langsam, aber sicher übermannten. Dann flatterte eine E-Mail hinein von einem Menschen, den ich nie persönlich kennengelernt hatte, der mir jetzt aber völlig unerwartet „Balsamworte" und einen Segen für meinen Weg schickte. Er erinnerte mich dadurch daran, wie dringend ich gerade jetzt in meinen inneren Herzensraum Zuflucht suchen sollte. Was ich tat. Den Balsam und den Segen nahm ich mit hinein und spürte, wie ich nach kurzer Zeit wieder tief atmen konnte.

In diesem Raum war ich nicht länger angreifbar, dort konnte man nicht länger von allen Seiten an mir zerren. Wieder einmal wurde mir klar, dass ich diesen unverletzbaren Raum tief in mir trage und ich die Tür dazu mit wenigen Fühlschritten aufmachen kann:
Die Richtung kennen.
Atmen.
Über die Schwelle treten.
Schwieriger ist es nicht. Gelegentlich muss ich aber daran erinnert werden, dass es diesen Raum gibt und ich ihn nutzen darf.

Hingabe an den eigenen Herzensraum

Monika F. ist eine außergewöhnlich spürsinnige und wortsensible Frau. Ich hatte ihr deshalb einige Herzensfragen zugeschickt und um ihre Gedanken dazu gebeten. Sie ist seit längerer Zeit mit einer herausfordernden Krankheit im Leben unterwegs, worauf sich einige Aussagen in diesem Text beziehen:

Es erfordert Mut von mir, meinen Herzensraum zu beschreiben. Jedoch kann meine Erzählung vielleicht eine Inspirationsquelle zur Selbsterforschung für jemanden sein. Darum wage ich es.

Mein Herzensraum ist für mich wie ein persönliches Universum, der Raum, der mein Lebenszentrum birgt. Um in meinen Herzensraum einzutreten, ist es für mich wichtig, die Augen, die Aufmerksamkeit nach innen zu richten, einen Moment innezuhalten, mich dafür zu entscheiden. Dazu benötige ich das bewusste Atmen, und es ist, als wenn ich mein ganzes äußeres Sein, also sämtliche Befindlichkeiten, bitte, mitzukommen, und hineingeleite durch das Herzenstor in den Herzensraum.

Mein Herzensraum befindet sich energetisch in der Mitte meiner Brust. Trete ich ein, werde ich von einer weisen Frau in Stille empfangen. Sie hütet zu jeder Zeit mein Herzensfeuer. Es gibt keinen Dialog. Wir sind eins und verstehen uns ohne Worte. Sie ist ein Teil von mir selbst, meinem Seelenbewusstsein. Es ist weder die weise Frau noch ich, die dieses Feuer unterhält. Es ist das Urfeuer der Schöpfung, aus dem wir alle geboren werden. Ich fühle mich absolut sicher, dass es nie verlöschen wird. Es fühlt sich als eine große Gnade an, aus diesem Feuer gekommen zu sein. Ich bin voller Ehrfurcht und Dankbarkeit dafür, dass ich jederzeit und immer dort zu Hause sein darf und immer aufgenommen bin. Dieser Raum ist unauslöschlich, ewig da. Wenn es stressig genug wird, vergesse ich manchmal, dass es diesen Ort gibt, aber jetzt gerade durch deine Fragen bin ich da.

In meinem Herzensraum gibt es auch einen Schrein, der eine große Wand ausfüllt, in dunkelrot-goldener Farbe. Dort kann ich „Dinge", von denen ich im realen Leben Abschied nehmen musste, hineinlegen, und diese sind so für immer bei mir. Wenn ich zum Beispiel in einer OP etwas Körperliches hergeben musste, dann habe ich es in einer inneren Arbeit vorher dorthin getragen in meinen Herzensraum und habe ihm dort einen Platz gegeben, sodass das Gefühl des Verlustes sich verringern konnte oder sich ganz auflöste, weil es energetisch bei mir bleibt. Dies wirkt sich vor allem auf meine psychische Befindlichkeit sehr positiv aus. Wenn ich mich zu diesem Schrein hinwende, fühle ich große Liebe und Dankbarkeit.

Ein weiteres großes Geschenk für mich ist, dass ich von meinem Herzensraum aus meine Ahnen und liebe Menschen besuchen darf, die ich in diesem Leben gekannt habe und die weitergegangen sind. Ich sehe sie nicht direkt, jedoch kann ich fühlen, dass die Verbindung da ist. Es ist eine Kommunikation von Herz zu Herz, still und friedlich. Die Liebe ist die Sprache, die aus feinen goldenen Fäden gewirkt ist.

Weiter gibt es einen kleinen Raum, der von kristallenem, hell-blau-goldenem Licht erfüllt ist. Dort darf ich hineingehen, wann immer ich möchte, mich auf eine Art Thron setzen und mich auf-laden und nähren lassen. Es dockt so wie das Herzensfeuer an am großen Urlicht.

Außerdem gibt es in meinem Herzensraum noch meinen Para-diesgarten. Er ist wie ein tropischer Garten mit vielen Pflanzen und verschlungenen Wegen, auf denen ich spazieren gehen kann. Da hüpfen Tiere umher, die meine Gefährten sind. Es herrscht Ein-heit zwischen den Wesen. Es fühlt sich ein bisschen unwirklich an, jedoch ist dieser Garten eine Erholungsquelle für mich. Dort ist Frieden.

In einem besonderen Teil des Gartens steht ganz für sich allein mein Lebensbaum. Er reflektiert meinen „irdischen" Zustand. Ich kann sozusagen mein Kräfteverhältnis in ihm sehen. Er zeigt mir, worauf ich achtgeben soll.

In eigenartiger Weise ist der ganze Herzensraum frei von emo-tionalen Geschichten, von Gedanken, von Schmerz und Selbstbe-urteilung, von Dingen also, denen ich mich sonst oft unterworfen fühle. Frei von Ideen und Wünschen. Im Herzensraum ist Ruhe, weil die Kraft der Liebe dort wirkt.

Meistens nehmen wir Kontakt auf mit dem Außen aufgrund von Gedanken, Gefühlen, Eindrücken und Bildern. Wenn ich in dieser Herzensqualität in die Welt hinaustrete, hat das eine unvergleichlich andere Qualität, weil ich mich weniger in Emo-tionen und Reaktionen verstricke. Allerdings vergesse ich beim schnellen Reagieren auch oft diese Wahlmöglichkeit und finde mich dann in inneren und äußeren Disputen wieder, was ich dann deutlich zu spüren bekomme, weil es an meinen Kräften zehrt.

Es ist für uns Frieden suchende Menschen von großer Bedeu-tung, unseren eigenen Herzensraum zu erforschen und kennen-

zulernen. Eine Bewusstheit darüber zu erlangen, was darin alles wirkt.

Du fragst, warum wir uns oder tiefe Begegnungen miteinander so sehr brauchen. Es gibt für mich zwei Dimensionen dieses Brauchens: Es gibt eine uneingemittete Dimension, wo wir andere wirklich brauchen, damit wir uns selbst fühlen oder gut fühlen können. Ich frage mich jedoch sehr, ob dieses In-Beziehung-Sein nicht eine Form von Abhängigkeit ist. Ich finde es ganz wichtig, darauf zu achten, ob ich zuerst mit mir selbst in diesem ruhigen Raum bin und dann erst von dort aus offen für die Beziehung zu anderen bin. Das ist eine unvergleichlich andere Qualität, weil ich meine Zuwendung, meine Aufmerksamkeit verschenke. Es ist dann ein strahlendes Verschenken, eine liebevolle Anteilnahme, ein wirkliches Teilen.

Wenn wir nicht unsere eigene Mitte finden, sind wir in Gefahr, uns bei anderen holen zu wollen, was wir selbst in uns nicht finden. Es ist ein dauerndes Üben und manchmal auch mühselige Arbeit. So viele Begegnungen, Dialoge, Bilder nähren sich an Emotionen, Erwartungen und Wünschen und führen zu Reaktionen, die nicht aus dem Herzen kommen. Das führt zu Verletzungen, Streit und Unehrlichkeit. Es ist sehr wichtig, dass wir das reflektieren.

Ich habe mich, ohne es zu merken, lange selbst übergangen in meinem Leben und lerne erst jetzt mühsam, auf mein Herz zu hören, auf meine Grenzen zu achten, auf das, was ich bin und kann. Auch aufgrund äußerer Umstände wie zum Beispiel die körperlichen Kräfte.

Ich weiß, dass ich keine Angst zu haben brauche, dass ich in meinem Herzensraum stets einen Platz habe, ob ich lebe oder sterbe, in jedem Übergang, in jeder Not.

Das klingt jetzt so einfach, aber es ist oft ein ganz großes Ringen, weil dieses Wissen mehr im Kopf ist als im Herz und ich doch Angst habe! Dann stehe ich vor der Entscheidung, das Wagnis *einzugehen, mich durch die Angst hindurch sinken zu lassen. Nichts mehr zu tun. Stillzuhalten. Nichts mehr zu wollen. Mich zu überlassen. Mich auf den Meeresgrund sinken zu lassen. Und wie durch ein Wunder kann ich unter Wasser atmen. Es beginnt, sich entspannt und geborgen anzufühlen. Die Angst wandelt sich ohne mein Bemühen. Es ist ein ganz sanftes Aufkommen auf dem Meeresgrund. Der Boden geht auf zum Zentrum der Erde und durch sie hindurch ins große Ganze. Zurückgekehrt in mein Tagesbewusstsein, fühle ich mich wieder gestärkt und vertrauensvoller.*

Hier auf Erden leben wir in der Polarität. Wenn wir alle Lektionen schon gelernt hätten, wären wir nicht hier in dieser Form. Aber es ist wichtig, dass wir unsere inneren Welten kennenlernen, weil wir sonst unbewusst und abhängig sind und bleiben würden. Es lohnt sich so sehr, diese Herzensgeheimnisse zu ergründen. Denn in ihnen ist die Liebe zu Hause.

Allerdings ist diese Lehre wirklich herausfordernd, gerade auch in Zeiten von Krankheit, so wie bei mir mit meiner Brustkrebserfahrung. Da gab es in mir lange ganz große Fragen, die mich sehr umgetrieben haben. Was habe ich falsch gemacht? Was hätte ich besser machen müssen? Was muss ich jetzt besser machen, um diese Chance zu bekommen, heil zu sein, gesund zu werden? Auf wen soll ich hören? Diese Fragen rauben Kräfte und gehen in die verkehrte Richtung.

Am Anfang steht das Ja zu dieser Situation. Ich erkenne mehr und mehr, dass es um Demut geht. Um Selbstanerkennung, so wie ich gerade da bin, mit allem, was mich ausmacht. Da kein Tautropfen im Universum verloren geht, wird alles gewiss einen Sinn haben für mich als Seelenwesen in diesem Körper; alles wird mich weiterführen auf meiner Reise.

Was heißt überhaupt „krank"? Es ist der Körper, der krank ist, nicht mein ganzes Wesen. Natürlich ist der Körper die Wohnung meiner Seele, ein Teil meines Wesens. Ich habe einerseits die Aufgabe, für ihn zu sorgen, und andererseits untersteht er, so wie alle anderen Teile, der großen Ordnung. Wenn ich mich also schäme, weil mein Körper krank ist und ich der Meinung bin, ich habe nicht genug getan, damit er wieder gesund wird, und mich dafür beurteile, dann komme ich auch an einen Punkt, an dem ich merke: Das ist ein Machtanspruch und dient mir in keiner Weise. Ich werte mich selbst ab und auch meinen Urgrund, die Seelenkraft.

Es gilt oft so die Annahme, wir könnten gesund sein oder werden, wenn wir es nur richtig machen. Ich muss nur zum richtigen ärztlichen Fachpersonal, die richtige Therapie finden. Diese anmaßenden Gedanken und Machtansprüche waren sehr stark in mir und haben mich lange von meinem Herzen weg in ein Chaos von Unsicherheit geführt. Ich darf mehr und mehr lernen, dass die Hingabe an meinen Herzensraum sehr heilsam ist. Zu lauschen, was mein Herz mir sagt, welche Dinge mir guttun, die ich vergessen habe vor lauter Unbewusstheit und Anstrengung. Mich im Herzensraum der Heilkraft hinzugeben, ohne wissen zu wollen, wohin sie mich führen wird. Ganz am Ende ist es wohl ein großes Geheimnis, warum der eine Körper gesundet und ein anderer nicht in dieser irdischen Form. Ich glaube daran, dass es einen großen Plan, eine göttliche Ordnung gibt, der wir alle unterstehen. Eine liebevolle Ordnung, die uns leitet und führt, ins Leben und darüber hinaus. Wenn wir zutiefst im Herzen vertrauen. Diese Erkenntnis ist eine Quelle von Glück und Freude.

Ich habe für mich erkannt, dass es ein Heilsein gibt jenseits von Gesundheit und Krankheit. Es ist das Heil meines Seelenwesens, um dessen Willen ich als Mensch hier bin, um in Liebe zu wachsen und zu reifen. Je mehr mich die Liebe führt und leitet, desto mehr strahlt sie in die Welt hinaus und wieder zu mir zurück.

Was mir da auch aus der Natur entgegenstrahlt, wenn ich mit offenen Herzensaugen und behutsamen Schrittes unterwegs

bin: diese unendliche Vielfalt, Lebenselixier pur! Da ist in mir eine
solche Dankbarkeit für die Geschenke, die unseren Körper nähren
und pflegen und unsere Sinne erfüllen. Von deren Weisheit wir
andererseits so viel lernen können. Sie lehrt mich auch die Ver-
gänglichkeit, deren Gesetzen wir unterworfen sind und die es gilt,
in Demut anzunehmen. Immer wieder kommt in mir ein Sehnen
auf, ich könnte so standhaft sein wie ein Baum. Er hat keine Wahl
über seinen Standplatz, keine Wahl, wer seine „Nachbarn" sind. Er
ist einfach hingegeben seiner Bestimmung, treibt seine Wurzeln in
die Erde und streckt seine Äste dem Licht entgegen. Ob Kälte oder
Hitze, ob Sturm oder Wassernot, in Enge stehend oder in weitem
Raum: Er ist, wer er ist.

Es ist ein unendliches Geschenk, wenn wir lernen, unseren Her-
zensraum zu kennen. Zur großen Quelle in uns selbst zu finden
und uns dort zu nähren. Dann hören die Machtansprüche und
Kriege in uns Menschen und zwischen uns Menschen, zwischen
Völkern und Religionen, auf. Und es gibt nicht mehr so viel Krank-
heit und Mühsal. Dafür mehr Liebe und Freude und Erfüllung von
Herzenswünschen. Welch ein wunderbarer Lebensraum, auch für
alle auf die Erde gekommenen Engel, die Kinder!

Herzensnahrung

Eine persönliche Liste

Auch unser Herz will genährt werden. Je mehr du dir deiner
persönlichen Nahrungs- und Stärkungsquellen bewusst bist,
umso schneller erkennst du, wann du dich zu weit von ihnen
wegbewegt hast oder sie gar zu versiegen drohen. Das bedeutet auch, dass du deine Quellen wertschätzen solltest. Denn
du kannst nur etwas für andere tun, wenn du selbst genug

Kraft hast. Du kannst also andere nicht versorgen, bevor du dich selbst versorgt hast.

Jeder von uns wird ganz eigene, individuelle Herzensnahrung haben. Nicht immer sind wir uns aber darüber bewusst, dass sie eine ist.

Für einige sind es Hobbys, in denen sie ganz aufgehen können. Oder Lachen mit einem Freund oder einer Freundin. Musik hören oder gar selbst machen. Kreativ sein. Etwas Neues schaffen. Malen. Gärtnern. Kochen. Fahrrad fahren, schwimmen gehen. Mit nahestehenden Menschen zusammen sein. Zeiten in der Stille. Natur.

Was es auch immer für dich ist: Wichtig ist nur, darauf zu achten, dass es wirkliche und nicht vermeintliche Quellen sind. Denn es gibt auch sogenannte „trübe" Quellen. Das bedeutet vermeintliche Nahrung, die aber keine wirklich gute für dich ist. Hierzu gehören Ablenkungsmittel wie übermäßiger Konsum oder Unterhaltungsbedürfnisse, Süchte aller Art, Dinge oder Aktivitäten, die man glaubt zu brauchen, die aber nicht wirklich zufriedenstellen.

Nur deine wirkliche Herzensnahrung sorgt dafür, dass es dir besser geht.

Zum Nachdenken:

Vielleicht magst du dir eine erste kleine Liste machen, welche deine Quellen sind? Ich bin sicher, es kommen dann nach und nach weitere Impulse hinzu.

Ich verrate dir hier gern einige Punkte meiner persönlichen Liste. Vielleicht erkennst du einiges für dich wieder?
Gute Literatur – überhaupt Worte. Ich kann mich tatsächlich von Worten nähren und durch sie stärken.

Kreative Stunden mit Malen oder Schreiben.

Das Gefühl, etwas wirklich Sinnvolles zu tun.

Stille und Alleinsein mit mir selbst.

Aber auch Zeiten mit nahestehenden Menschen. Eine junge Generation erleben, die mir Hoffnung und Freude macht.

Herzensbegegnungen, die noch lange in mir nachklingen.

Unerwartete Zeichen von Zuneigung, Wertschätzung und Liebe – von wem auch immer. Manchmal sogar von fremden Personen.

Das bewusste Wahrnehmen dessen, was um mich herum ist.

Naturerlebnisse – nicht immer die ganz gigantischen, sondern oft eher klein und vielleicht unscheinbar wie eine einzelne Blüte oder ein Herbstblatt.

Die spirituelle Dimension erahnen.

♡ Lichtsäule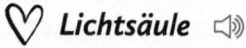

Mit dieser Übung kannst du dich innerhalb von wenigen Minuten etwas „erfrischen" und neue Kraft schöpfen. Diese und weitere Übungen für die Stärkung deiner eigenen Energie findest du in meinem Buch „Heilsame Berührung".

Stelle dich bequem hin und mache die Augen zu. Spüre den Boden unter deinen Füßen. Vielleicht bewegst du die Füße etwas, um noch besseren Bodenkontakt zu bekommen. Stelle dir vor, in einiger Entfernung vor dir befindet sich ein dünner Vorhang, fast so etwas wie ein Schleier. Gehe in deiner Vorstellung zu diesem Vorhang hin und streife ihn sanft zur Seite. Dahinter erscheinen weitere Schleierschichten vor deinem inneren Auge. Schiebe diese nacheinander zur Seite, bis du das Gefühl hast, es kommen keine weiteren Schleierschichten, und du kannst jetzt ganz durchgehen. Lasse dir so viel Zeit, wie du dafür brauchst. Jetzt bist du auf der anderen Seite. Was nimmst du hier wahr? Was ist hier anders?

Du merkst dann, dass es in diesem Raum eine Lichtsäule gibt, die so groß ist, dass du dich mit deinem ganzen Körper hineinstellen kannst. Gehe bewusst in die Säule hinein. Das Licht kommt von oben, aber auch von den Seiten und vom Boden. Wenn du in dieser Säule stehst, kannst du spüren, wie du von allen Seiten mit glitzerndem Licht versorgt wirst. Genieße dieses Gefühl, solange du magst.

Danach gehst du zum nächsten Schritt über. Spüre, dass auch um dich herum ein Lichtfeld ist. Fast so, als würdest du Licht ausstrahlen. Beim Einatmen holst du das Licht aktiv in deinen Körper hinein, und beim Ausatmen wird das Lichtfeld um dich

herum ein Stück größer. Immer größer – Atemzug für Atem-
zug. Mache diese Übung, bis du das Gefühl hast, dein Lichtfeld
ist groß und stabil. Dann gehst du bewusst aus der Säule he-
raus und kehrst zurück in den alltäglichen Raum. Wenn dabei
das Gefühl der Lichtsäule noch sehr präsent ist, lässt du es im
Alltag weiterwirken.

Landschaften

Auch Landschaften haben ein Herz und können eine Kraft-
quelle sein. Nicht immer sprechen sie deine Sprache. Andere
wiederum werfen sich gleich überschwänglich in deine Arme
wie alte, vertraute Menschen, die man endlich wiedersehen
darf. Auch wenn du genau diese Landschaft vorher noch nie
gesehen hast. Du kommst dort an und weißt sofort, es berührt
etwas tief in dir.

Und dann gibt es die scheuen, die sich erst öffnen, wenn
du dir richtig viel Zeit nimmst und sie millimeterweise in dein
Herz hineinlässt.

Wir kamen an einem trüben späten Nachmittag an diesem Ort an
der Westküste Norwegens an. Über das Fjordende hinaus konnte
man das Meer ahnen. Durch die Wolken war das Licht gedämpft
und dennoch von einer großen Intensität. Wer schon einmal in
den nordischen Ländern war, weiß um diese paradoxe Wahrheit.

Ich wusste sofort: Hier bin ich zu Hause, obwohl ich genau an
dieser Stelle noch nie war. Ich bekam das dringende Bedürfnis,
mich für ganz lange Zeit an diesem Ort niederzulassen und nichts
anderes zu tun, als hier zu stehen und dieses Licht, dieses Wasser,
diesen Himmel in mich aufzusaugen.

Irgendwann ging unsere Fahrt dann doch weiter, aber das Erlebnis blieb noch so tief in mir, dass ich diesen Ort heute noch genau beschreiben kann. Auch das Gefühl von damals ist sofort abrufbar.

Zum Nachdenken:

In welchen Landschaften fühlst du dich sofort zu Hause?
Welche anderen Gefühle lösen diese Landschaften in dir aus?
Gibt es darunter auch Gegenden, die nichts mit deinem Lebensort oder deiner ursprünglichen Heimat zu tun haben?
Wo fühlst du dich eher fremd und was macht es mit dir?

Heilige Orte

Damit meine ich Orte, die für dich so etwas wie heilig sind, weil sie eine besondere Ausstrahlung auf dich haben. Nicht, weil jemand anders in der Weltgeschichte diese zu heiligen Orten erklärt hat. Gelegentlich finden sie dich sehr überraschend.

Wir hatten vor vielen Jahren eine Reise durch die Türkei gebucht. Ausnahmsweise mit einer organisierten Reisegruppe, was sonst so gar nicht unsere Urlaubsform ist. Aber diesmal schien es uns in einer stressigen Lebenssituation sehr angenehm, dass sich jemand anders komplett um alles Praktische kümmert. Ich war vor lauter Zeitmangel inhaltlich absolut unvorbereitet auf die Orte und Sehenswürdigkeiten, die besucht werden sollten.

An einem Tag hieß es, wir würden jetzt nach Konya fahren, wo unter anderem der Sufi-Mystiker Mevlana gelebt hatte. Das hat mir nichts gesagt.

Wir betraten eine Moschee, die zu einer Gedenkstätte für den besagten Mystiker umgewandelt worden war. Und da geschah es. Es hat mich vollkommen überwältigt! In dieser Moschee, die nicht nur voller Touristen, sondern auch voll von Menschen in tiefem Gebet war, traf mich eine Ergriffenheit, die ich gar nicht erklären konnte. Am liebsten hätte ich mich für lange Zeit dort niedergelassen, wäre mit den anderen ins Gebet gegangen und hätte diese heilige Atmosphäre für eine gefühlte Unendlichkeit mich durchströmen lassen. Mich streifte sogar der Gedanke, alles Bisherige in meinem Leben aufzugeben und einfach hierzubleiben. Für den Rest meines Lebens im Gebet zu sein. Könnte es überhaupt etwas Wichtigeres geben?

Was war geschehen? Ich war an einem heiligen Ort angekommen. Dabei spielt es keine Rolle, ob der Ort von einem Sufi-Mystiker

*oder einem heiligen Menschen aus einer anderen Tradition ge-
prägt ist. Ein heiliger Ort ist ein heiliger Ort.*

*Erst danach, als wir längst weitergereist waren, erfuhr ich, dass
der besagte Mystiker Mevlana bei uns in Europa unter dem Namen
Rumi bekannt ist. Und natürlich kenne und liebe ich Dschalal ad-
Din Rumi, der im 13. Jahrhundert so schöne Texte und Gedichte
über das mystische Erleben geschrieben hat.*

*Ich wusste aber nicht, dass er in Konya gelebt hatte und in der
Türkei Mevlana genannt wird.*

*Später erzählte ich einer türkischen Freundin, was vorgefallen
war. Sie lachte nur und sagte: „Du bist in Rumis Hand gefallen."*

Worte

Die meisten Worte fließen durch uns durch, aber manche
werden „an die Wände des Herzens geschrieben" (Martin
Schleske), sodass du sie nie wieder vergessen kannst. Im besten Fall sind es Worte, die als Wegweiser für dein Leben gelten
dürfen. Die dir genau sagen, was deine Aufgabe ist, wohin es
gehen kann und wohin es nicht gehen darf. Warum gerade du
wichtig bist.

Je genauer du diese Worte kennst, umso schneller und
sinnvoller kannst du darauf reagieren, wenn sie wieder einmal
Signale an dein Leben und deine Entscheidungen schicken.

Zum Nachdenken:

Ahnst du, welche Worte an die Wände deines Herzens geschrieben sind?

Vorbilder

„Wir werden dem ähnlich, was wir lieben."
(Martin Schleske)

Liebe kann dich in eine Entwicklung hineinkatapultieren, die du ohne diese Liebe nicht geschafft hättest. Wenn du dein Herz öffnest für Dinge, die du lernen möchtest, für Menschen, die du im guten Sinne bewunderst und die dein Vorbild sein dürfen. Denn durch diese Liebe entsteht eine Verbundenheit, die es uns ermöglicht, immer etwas mehr wie diese Menschen zu werden. Uns etwas von diesen Fähigkeiten anzueignen. So viel, wie es zu unserer Persönlichkeit passt.

So kann es durchaus eine Hilfe sein, andere Menschen, ihre Gedanken und Lebensweisen bewusst zu bewundern. Was nicht bedeutet, jemanden anzuhimmeln, auf einen Sockel zu stellen, sondern Menschen als einen Leitstern für einzelne Lebensbereiche zu betrachten.

Zum Nachdenken:

Gibt es einen solchen Menschen in deinem Leben? Oder gar mehrere?

Was ist an dieser Person so besonders? Lebt diese Person anders? Denkt sie anders? Spricht sie anders? Verhält sie sich anders? Kann sie etwas Besonderes? Was ist an ihr für dich besonders anziehend?

Könntest du klitzekleine Teile davon auch jetzt schon in dein Leben holen?

Was ist wirklich wichtig?

Meine norwegische Hütte liegt an einem Küstenstreifen mit kleinen, pittoresken Dörfern, die für ihre weißgestrichenen, alten Holzhäuser in kleinen, verwinkelten Gassen, für Fischerboote und

Möwengeschrei bekannt sind. Diese Orte sind beliebte Ferienziele für norwegische Großstädter und auch so manche ausländischen Touristen.

Das nächstgelegene dieser Dörfer ist nur eine überschaubare Fahrradstrecke entfernt. Dennoch halte ich mich in den Sommermonaten meist fern. Zu groß der Trubel, zu anders das Leben dort. Wenn ich in meiner einsam gelegenen Hütte bin, falle ich derart in eine andere Welt hinein, dass ich mir gar kein anderes Leben vorstellen kann. Was macht man eigentlich in einer Stadt? Außer gelegentlich ein paar Lebensmittel einzukaufen oder Baumaterialien für die morsche Wand. So erreicht mich der Touristentrubel in der Regel so ganz und gar nicht.

Es gibt nur wenige Ausnahmen, und diese werden zelebriert. An mindestens einem Tag im Sommer mache ich mich auf den Weg ins Dörfchen, kaufe mir ein Eis und setze mich in den Hafen. Dort schaue ich mir die Sommergäste an, die mit ihren Booten von den umliegenden Inseln ankommen. Fröhliche Kinder mit Schwimmwesten. Eltern, die „wir haben Zeit" ausstrahlen. Ältere Menschen, die sich etwas langsamer in den Booten bewegen und erst recht Zeit haben. Ist die Makrelenzeit schon da? Wie viele Makrelen hast du schon geangelt? Wichtigere Fragen gibt es heute eigentlich nicht. Fernsehen? Was ist das? Uhren? Schaut doch zum Himmel, wo die Sonne gerade steht.

Zwischendrin aber auch ein paar Großstädter, die immer noch nicht verstanden haben, dass es hier nicht um Markenklamotten und schicke Sonnenbrillen geht. Die immer noch nicht aufgehört haben, nach „wichtigen" Menschen Ausschau zu halten oder abzuklären, welches Restaurant hier das angesagteste ist. Oder die im Hafen auf ihren teuren Yachten sitzen und so tun, als würden sie nicht auf die Blicke der Hafenbesucher achten. Die dennoch sehr wohl prüfen, ob ihre Yacht im Vergleich mit den anderen immer noch toll genug, teuer genug, immer noch größer ist als die *nebenan liegenden. Menschen, die etwas darstellen wollen. Die in einem Land mit langen Wintern etwas kaufen, was sie nur wenige Wochen im Jahr wirklich nutzen können. Mit der ein längerer Ausflug schon so viel an Benzin kostet, wie andere Menschen in einem ganzen Monat verdienen.*

Gleich daneben liegt ein altes, aber liebevoll instand gehaltenes Holzboot. Ein Ergebnis unendlich vieler Stunden mit Schleifpapier und Lack. Heute finanziell aber kaum etwas wert, denn Holz ist nicht länger „in" unter den Bootsbesitzern.

Dennoch: Rate mal, vor welchem Boot die Leute stehen bleiben? Vor dem sie einen sehnsuchtsvollen, nostalgischen Blick bekommen und sich vielleicht fragen, warum wir uns lieber auf die Langsamkeit eines tuckernden alten Holzboots einlassen. Mit dem wir zwar eine sehr begrenzte Reichweite haben, unterwegs aber Dinge sehen, die von den hohen und schnellen Yachten aus nicht mehr wahrgenommen werden. In dem wir das Tuckern des alten Dieselmotors schon fast wie ein meditatives Mantra auf unser Gemüt wirken lassen können. In dem wir sofort in alte Kindheitserinnerungen an unendliche Sommer eintauchen.

Und uns wieder einmal fragen dürfen: Was ist wirklich wichtig?

Wunscherfüllung durch Herzensseufzer

Nicht immer müssen wir uns selbst darum kümmern, das zu bekommen, was wir brauchen. Wir dürfen gelegentlich auch um Hilfe der ganz anderen Art bitten.

C. G. Jung hat den Begriff „Synchronizität" geprägt für nicht kausale Ereignisse, die scheinbar zufällig nebeneinander geschehen und ineinandergreifen. Das sind die Situationen, in denen plötzlich die richtige Information für dich oder der passende Mensch für ein bestimmtes Anliegen auftaucht, die unerwartete Hilfe scheinbar aus dem Nichts kommt.

Meist hast du davor – vielleicht unbewusst – einen tiefen Wunsch ins Universum geschickt. Das hat mit den früher so beliebten Bestellungen an das Universum wenig zu tun. Denn es ist natürlich nicht so, dass wir uns nur etwas zu wünschen brauchen, dann würde es auch in unser Leben treten. So einfach ist es nicht.

Aber das Universum und die großen Mächte, die uns umgeben, sind sehr wohl in der Lage, unsere Herzensseufzer wahrzunehmen. Damit meine ich unsere tiefen Rufe nach Hilfe in besonderen Notlagen, regelrechte Stoßgebete. Natürlich bekommt man nicht immer die gewünschte Unterstützung, denn wer will entscheiden, welche Unterstützung wirklich die richtige ist. Oft jedoch bekommen wir die Richtungshinweise, die wir an Weggabelungen brauchen. Mal ist es auch wirklich eine helfende Hand oder das richtige Wort.

In einer großen Lebenskrise beschäftigte mich eine bestimmte Frage, die weit über meine Person hinausging. Es gab aber keinen einzigen Menschen in meinem Umfeld, dem ich diese besondere Lebensfrage hätte stellen können. Nach wochenlangem Ringen tat ich etwas, was ich noch nie zuvor gemacht hatte. Ich schrieb einen Brief an eine sehr bekannte und von mir verehrte Person auf einem anderen Kontinent, von der ich hoffte, dass wenigstens sie eine Antwort auf meine Frage hätte. Natürlich bekam ich nie eine Antwort. So berühmte Menschen beantworten nicht persönliche Briefe von ihnen gänzlich unbekannten Menschen. Aber ich hatte meine Frage gestellt. Und ich war in Not.

Einige Wochen später traf ich mich auf einen Nachmittagskaffee mit einer Bekannten. Wir plauderten über das Leben im Allgemeinen und was uns gerade so beschäftigt. Dann sagte sie scheinbar aus der Luft gegriffen einen Satz, der nichts weniger als eine Antwort auf meine große Lebensfrage war. Darüber hatte ich nie mit ihr gesprochen. Ich hätte ihr auch nie vorher zugetraut, dass sie sich mit einem solchen Thema beschäftigt.

Synchronizitäten gehen keinen klaren, logischen Weg. Sie drehen Pirouetten und lassen sich selten zurückverfolgen, sind dafür aber umso kostbarer.

Dankbarkeit

Wir wissen alle, dass Dankbarkeit im Leben wichtig ist. Manche von uns führen tägliche Listen über schöne Ereignisse und andere Dinge, für die wir am heutigen Tag dankbar sind. Für Menschen, denen wir begegnen dürfen. Für Nahrung, saubere Luft, ein warmes Zuhause. Für Überraschungen, ein Lächeln, eine gute Nachricht.

Eine sehr schöne Gewohnheit, die tatsächlich glücklich macht, denn es gibt so erstaunlich viel an einem ganz normalen Tag, wofür wir unendlich dankbar sein können. Das Aufschreiben hat den Vorteil, dass diese Ereignisse nicht so schnell wieder in Vergessenheit geraten.

Vergiss dabei nicht, auch gelegentlich für dich selbst dankbar zu sein. Für deine Begabungen und deine Fähigkeiten, für deine Persönlichkeit, für alles, was du geben darfst.

Aber nicht alle Lebensphasen und nicht alle Ereignisse haben es von Natur aus in sich, dafür dankbar zu sein. Der bekannte und mittlerweile hochbetagte Benediktinermönch David Steindl-Rast sagt sinngemäß, dass wir natürlich nicht immer für eine Situation oder ein Ereignis dankbar sein können. Wir können aber zu jeder Zeit für irgendetwas dankbar sein.

♡ Dankbarkeitsübung 1:

Schreibe jeden Tag mindestens zehn Dinge auf, über die du dich gefreut hast. Es können sehr kleine oder auch größere sein – alles von „schöne Wolkenformation gesehen" bis „erfreuliche Nachricht erhalten". Mache diese kleine Übung wirklich jeden Tag und mindestens zwei bis drei Wochen lang. Ausreden und Ausnahmen sind hier zu deinem eigenen Wohl nicht erlaubt.

Achte darauf, ob es dir an manchen Tagen schwerfällt, und auch darauf, wann es dir leichter fällt. Kannst du daraus etwas lernen? Verändert sich deine Wahrnehmung im Laufe dieser Übungszeit?

♡ Dankbarkeitsübung 2:

Schreibe deine Glücksmomente auf kleine Zettel, die du zusammenfaltest und in ein großes Einmachglas oder eine Schale legst. Wenn ein trüber Tag kommt, kannst du dann einen (oder gleich mehrere) Zettel herauspicken und dich an dem erfreuen, was dir schon einmal Freude bereitet hat.

♡ Dankbarkeitsübung 3:

Schließe deine Augen. Spüre den Bereich um dein Herz. So fühlt sich dein Herz heute an.

Erinnere dich an etwas, wofür du aktuell dankbar bist. Für etwas Grundlegendes in deinem Leben, für etwas aus deinem heutigen Alltag. Sprich dazu laut oder leise immer wieder das Wort Danke aus.
Wenn du magst, kannst du eine oder beide Hände auf deine Herzgegend legen.
Verändert sich das Gefühl in deinem Herzen?
Wird es dir leichter ums Herz oder wirst du ruhiger und zentrierter?

♡ Dankbarkeitsübung 4:

Von einer Seminarteilnehmerin habe ich dieses schöne Lichtritual:
„Gönne dir so oft wie möglich ein paar Minuten Stille am Tag und zünde dir eine Kerze an. Denke dabei bewusst an einen Menschen, mit dem du an diesem Tag oder vor einiger Zeit einen schönen Augenblick erlebt hast. Vielleicht kommt dir das Bild einer Person, ein Name, eine Berührung in den Sinn oder du hast den Klang einer bestimmten Stimme im Ohr. Lasse die Erinnerung an diese Begegnung ganz lebendig werden. Fühle es ganz tief in dir – als Freude, Verbundenheit, Liebe oder Mitgefühl. Lasse diesen Lichtblick in deinem Herzen sich ausdehnen und einen festen Platz finden. Beende dann das Ritual, indem du diesem Menschen in Gedanken zulächelst und dich bei ihm bedankst. Vielleicht entsteht so mit der Zeit ein Lichternetz schöner Momente in dir, die wie kleine Sterne die Kraft haben, in die dunklen Momente des Lebens hineinzuleuchten."

Alltägliche Glücksmomente

Zu den täglichen Ereignissen, für die wir dankbar sind, kommen für mich die alltäglichen Glücksmomente hinzu. Das sind vielleicht zuerst unscheinbar wirkende Dinge oder Zustände, die du nur über eine gewisse Achtsamkeit wahrnehmen kannst. Ich nenne es aber lieber Staunen. Staunen ist immer unmittelbar und findet den direkten Weg in dein Herz. Nicht irgendein oberflächliches Staunen, sondern „ein radikales Staunen, das die Schleier der Trivialität zerreißt" (Dorothee Sölle).

In diesem Zustand staunst du immer wieder über die vielen Wunder, die dich umgeben.

Einer meiner Verwandten kam gerade zurück von einer seiner vielen beruflichen Reisen in chinesische Großstädte. Wir trafen uns an seinem Wohnort am Meer in Norwegen. Ein Paradies mit klarer Luft, großer Weite und Stille. Ich fragte ihn, wie er es gerade erlebt, wieder hier zu sein, nach so langer Zeit in Weltmetropolen mit unfassbar vielen Menschen, Lärm und schlechter Luft. Aber er antwortete lediglich, dass es doch nichts Besonderes sei und er sich darüber noch nie Gedanken gemacht habe.

Nicht immer sind wir in der Lage, Schönheit und Glück wahrzunehmen.

Manche Menschen gehen durch die Welt und finden fast alles alltäglich und nicht weiter nennenswert.

Ich gebe es zu: Das kann ich nicht und habe ich nie gekonnt. Ich stehe morgens auf und freue mich über die ersten Sonnenstrahlen, ich genieße den duftenden Kaffee und bin dankbar für mein Zuhause, in dem es im Winter warm ist und das mich im Sommer vor der Sonne schützt.

Im Laufe eines normalen Tages kommt so viel mehr dazu: eine warme Dusche, der Lieblingspullover im Schrank, ein freundlicher Busfahrer, ein singendes Kind auf der Straße, ein unerwartetes Geschenk, ein gutes Buch. Der fast magische Moment im Wald, wenn ein zarter Regen aufzieht und die Blätter sich sanft im Wind bewegen. Ein überraschender Anruf mit einer guten Nachricht. Fremde Menschen, die mich anlächeln. Eine Blüte, die gerade aufgegangen ist.

Mir geht dabei mein Herz auf. Es ist nicht nur die Freude darüber, sondern viel mehr das tiefe Berührtsein von all der Schönheit, die uns umgibt, von Ereignissen, die uns widerfahren. Wie kleine Kinder über Kleinigkeiten staunen und fasziniert sein können! Für sie ist eine blühende Blume oder eine duftende Tasse Kakao nichts Selbstverständliches.

Ich bin sicher, dass jeder Tag eine ganz besondere Perle verborgen hat. Aber du musst genau hinschauen. Vielleicht bist du sogar heute der einzige Mensch, der diese Perle wahrnimmt.

Irgendwann habe ich angefangen, diese alltäglichen Glücksmomente zu sammeln, indem ich sie aufschreibe und auch gelegentlich veröffentliche, denn sonst vergesse ich sie zu schnell wieder. Oder weißt du noch, welche kleinen Glücksmomente du letzte Woche erlebst hast? Und beim Sammeln geschieht dann etwas fast Magisches: Je mehr ich hinschaue, staune und mich freue, umso mehr Glücksmomente entstehen.

Ich nenne sie meine „Alltagsfunken", und sie sehen zum Beispiel so aus:
- eine Küche, in der es abends dampft und duftet;
- das Leuchten der Kirschblüten in der Nacht;
- eine Rechnung mit Freude bezahlen, weil das, was du dafür bekommen hast, einfach bereichernd war;

- wenn der richtige Mensch genau im passenden Augenblick in dein Leben tritt;
- die Gesichter von wirklich alten Menschen, die mit sich im Reinen sind;
- Sonnenlicht durch kobaltblaues Glas;
- bei Regen im See schwimmen;
- Menschen, die sich entschuldigen, wenn sie Fehler gemacht haben;
- morgens von einer ungewohnten Stille geweckt werden. Es hat geschneit!
- Menschen, die ihr Handwerk wirklich beherrschen und mit Hingabe ausführen;
- die Bewegung eines Stiftes auf weißem Papier;
- im Wald sein, wenn die Morgendämmerung kommt;
- die Blätter der Birke im Wind;
- Wiesen voller Margeriten;
- nackte Füße auf warmem Sand;
- der leichte Regen im dichten Blätterwald;
- das Geräusch sanfter Wellen;
- Regen nach langer Trockenheit.

Zum Nachdenken:

Welche Glücksmomente erlebst du gerade in deinem Leben? Wie sorgst du dafür, dass sie nicht gleich in Vergessenheit geraten? Teilst du deine Freude mit anderen?

♡ Problemlösung durch Herzdenken

Diese kleine Übung kann eine Hilfe sein, wenn du ein Problem hast und nicht weißt, wie die Lösung aussehen könnte.
Fokussiere erst einmal kurz auf dein Problem.
Dann richte deine Aufmerksamkeit auf dein Herz und denke an etwas ganz anderes, was dir gerade große Freude macht oder gemacht hat. Tauche richtig tief ein in diese Erlebnisse und spüre mit deinem ganzen Körper, was sie mit dir machen. Gönne dir mindestens zwei bis drei Minuten für diesen Schritt.
Bleibe anschließend mit deiner Aufmerksamkeit im Herzbereich und frage dein Herz, welche Gedanken, Aktivitäten oder Verhaltensweisen dazu beitragen könnten, das aktuelle Problem zu lösen. Horche in dein Herz hinein, welche Antworten ganz intuitiv kommen. Nicht immer werden dies Worte sein. Manchmal ist es eine Ahnung oder ein Wissen.
Schreibe die Antworten auf, denn sobald du später wieder im Kopfdenken sein solltest, kann es sein, dass du sie nicht mehr weißt.

Alleinsein und Stille

Eremitenzeit

Alleinsein bedeutet nicht Einsamkeit. Einsamkeit ist ein Gefühl des Mangels. Alleinsein aber ist eine Schatztruhe der Möglichkeiten.

Im tiefsten Herzen bin ich persönlich ein Einsiedler. Zumindest phasenweise, denn in meinem Alltag gibt es viele und intensive Kontakte mit Menschen. Worauf ich mich gern voll und ganz einlasse und was mich auch glücklich macht. Ich brauche Menschen in meinem Leben; ich bin glücklich, wenn wirkliche Begegnungen stattfinden, wenn wir uns seelisch berühren.

Aber gerade deshalb brauche ich es auch, immer wieder längere Phasen ganz allein zu sein. Im Alltag sind es lediglich Minuten oder Stunden, aber um dieses tiefe Bedürfnis zu erfüllen, müssen es immer wieder auch Tage oder gar Wochen sein. Es hat in meinem Leben lange gedauert, bis ich verstanden habe, wie sehr ich diese Stille mit mir allein brauche. Mit weniger kann ich nicht wirklich gut leben. Und dass es vollkommen in Ordnung ist, sich diese Zeiten zu gönnen. Sich nicht davon abbringen zu lassen, weil andere es anders sehen.

Niklas B. leitet ein großes Unternehmen. Die Arbeitstage sind lang, das Entscheidungstempo sehr hoch. Er hat es gelernt, auch unter größtem Druck gut zu funktionieren und sehr effektiv zu sein. Dabei ist er ununterbrochen in Interaktion mit vielen Menschen. Aber einmal im Jahr muss er für zwei Wochen in die Berge. Ganz allein.

Dort mietet er eine kleine, einfache Hütte. Bringt alles mit, was er für diese Zeit braucht, sodass er kein einziges Mal ins Tal hinabsteigen und keinen Menschen sehen muss. Es gibt kein Handy, kein Internet.

„In dieser Zeit kläre ich alles, was im letzten Jahr im Unternehmen und in mir selbst passiert ist. Wo ich mittlerweile stehe. Wohin ich will. Und was jetzt wirklich wichtig ist. Ich bin dann erst in der Lage, auch die leiseren Botschaften zu hören. Meine Partnerin findet es nicht gut, dass ich so viel Zeit für mich selbst beanspruche, da ich auch im Alltag so viel weg bin. Aber ich weiß, ich würde nicht überleben, wenn ich mir diese Zeit in der Stille nicht nehmen würde."

Hingabe an die Stille

Erst wenn es still wird, kann ich mich selbst in einer neuen Tiefe spüren. Was mich ausmacht, wird greifbarer, wenn die vielen menschengemachten Geräusche und Impulse langsam in den Hintergrund rücken. Es ist wie ein Reinigungsprozess. Überflüssiges kann weg. Das Wesentliche wird sichtbarer. Auch das Wesentliche aus den vielen Begegnungen mit Menschen, aus den vielen gesprochenen Sätzen, aus den vielen Untertönen und Blicken.

Ohne Stille und Alleinsein kannst du eine gewisse Tiefe deines Daseins nicht erreichen. Wie willst du die Stimme deiner Seele hören, wenn es nicht wirklich still sein darf?

Wer nicht allein und in der Stille sein kann, ist immer abhängig. Abhängig von anderen Menschen. Abhängig von Aktivitäten und Ablenkungen. Und wer nie gelernt hat, über längere Zeit allein zu sein, kann schnell in ein Gefühl der Einsamkeit driften.

Alleinsein ist aber auch eine Fähigkeit, die durchaus verloren gehen kann, wenn sie nicht regelmäßig praktiziert wird.

Alleinsein kann ein stilles Glück sein. Aber nicht immer. Es ist auch eine Herausforderung. Erst in der Stille stehst du dir selbst gegenüber, spürst dich selbst intensiver, musst dich aber auch selbst aushalten lernen. Mit all dem, was du gerade bist. Mit all deinen emotionalen und alltäglichen Herausforderungen.

In der Stille gehst du auch in eine andere Langsamkeit hinein. Die Natur kann dir dabei helfen, denn die Natur ist geprägt von Langsamkeit. Im Kern gilt das auch uns Menschen. Wenn wir aber das feine Gewebe der Zeit nicht mehr wahrnehmen, geraten wir in hektische Aktivitäten und glauben, die Schnelligkeit und die Effektivität können uns in eine Sicherheit hineintragen. Aber wir sind langsame Wesen.

Wenn ich längere Zeit allein in der Natur bin, stell ich mir manchmal vor, die Bäume, Pflanzen und Steine würden mir lauschen. Ganz geduldig beobachten sie mich: „Wird sie lange genug bleiben, um unsere Worte, unsere zarten Töne zu hören oder gar zu verstehen? Oder geht sie unaufmerksam durch die Landschaft und erkennt gar nicht, dass eine intensive Kommunikation stattfindet?" Angekommen bist du erst, wenn ein Stein nicht einfach ein Stein ist, wenn das Geräusch der Bäume dich tief berührt.

Wir brauchen so dringend die Augenblicke, in denen die Zeit sich dehnen darf. In denen wir nur sind und alles in uns und um uns herum in einer neuen Tiefe wahrnehmen können.

In der Stille und im Alleinsein geschieht aber meiner Erfahrung nach auch etwas vielleicht Überraschendes. Je länger ich allein bin, umso intensiver bin ich mit Menschen verbunden. Begegnungen mit einzelnen Menschen, ihren Geschichten und Schicksalen können dann wirklich tief in mich hineinwirken. Als hätten sie mehr Raum. Und nicht nur das, sondern der physische Abstand zu ihnen macht den Blick auf sie klarer und störungsfreier.

Es geht sogar so weit, dass ich mich intensiver mit einer größeren Menschheit verbunden fühle. Mit Menschen, die ich gar nicht persönlich kenne. Mit unserem Hiersein miteinander. In der Stille erreicht diese Verbindung eine neue Dimension.

Die gute Melancholie
Ich kenne diesen Zustand selbst allzu gut. An manchen Tagen bin ich unglücklich. Ich fühle mich einsam und schwerfällig. Meine Welt verliert die Farbe, das Knistern, die Lust auf Menschen, Gedanken, Aktivitäten.

Es ist meistens nichts vorgefallen. Keine äußerlichen Ereignisse oder gar eine Lebenskrise lässt sich als Grund dafür finden. Auch kein Thema, an dem ich jetzt arbeiten sollte, keine klare Lernaufgabe.

Es ist heute einfach so. Wie vom Himmel gefallen.

Oft kommt dieser Zustand nach intensiven Arbeits- und Lebensphasen. Vielleicht gar, wenn endlich einige unverplante Tage vor mir liegen. Wie blöd, gerade dann dieses schwermütige Loch, wo ich doch noch so viele tolle Freizeitpläne hatte!

Ich habe lange gebraucht, um zu verstehen, was hier geschieht. Ich bin viel unterwegs – äußerlich mit meinen vielen Seminarreisen und einem Leben zwischen zwei Ländern. Aber auch innerlich bin ich ständig unterwegs zu neuen Ideen, Konzepten, Plänen, zu kreativen Aktivitäten. Irgendwann sagen dann Körper und Seele: „Halt!" Auch wenn die ganzen Aktivitäten und Bewegungen gut und spannend, ja auch sogar freiwillig sind. Lauter Herzensthemen. Irgendwann muss Ruhe einkehren. Das bekomme ich in Form melancholischer Tage. Mittlerweile nenne ich sie meine blauen Tage. Denn es gibt eine ganz bestimmte Blaufärbung für diesen Zustand. An solchen Tagen bin ich nicht schwer traurig und auch so ganz und gar nicht depressiv geneigt. Ich bin nur stiller, empfindsamer, meine Seele ist etwas schwerer und schafft deshalb den Weg in andere Tiefen, als ich es sonst im geschäftigen Leben von allein schaffen könnte. In diesen Tiefen erkenne ich die Wegweiser zu meiner inneren Wahrheit. Dort berühre ich mein ureigenes Wesen. Es ist wie ein Nach-Hause-Kommen, alte Gegenstände berühren, den Geruch meines Lebens einatmen.

Es dauert zugegebenermaßen meist ein wenig, bis ich erkenne, was los ist. Aber dann kann ich mich für diese Tage in meinem Schneckenhaus gemütlich einrichten, tief Luft holen, mich stärken und anschließend wieder in die funkelnde Außenwelt gehen.

Gemeinsam oder einsam

Sinn und Resonanz

Eduard ist ein kräftiger, nicht mehr ganz junger Mann. Obwohl wir uns kaum kennen, begegnet er mir sehr herzlich und offen. Wir wissen kaum etwas über die Geschichte des anderen. Dennoch verrät er mir nach kurzer Zeit tiefe Geheimnisse aus seinem Leben und beschreibt die Not, in der er sich aktuell befindet. Auch ich wage es, davon zu berichten, dass ich ähnliche Lebensfragen kenne und zurzeit selbst auch etwas im Nebel herumwandere – aber auch, dass ich einige Lichtzeichen gefunden hätte, die mir gerade den Weg zeigen.

Und es entsteht einer dieser magischen Momente, die für mich zum tiefen Menschsein gehören, die mich tragen und mir den Sinn unseres Lebens zeigen. Wenn Herzen und Seelen sich für einen kurzen Augenblick begegnen und sich Lichtzeichen zusenden. Wir sind nicht allein. Wir suchen uns.

Was dabei geschieht, nennt man in der Fachsprache *Resonanz*.

Soziologieprofessor Hartmut Rosa spricht in seinem gleichnamigen Buch „Resonanz" davon, dass Menschen Resonanzerfahrungen unterschiedlichster Art machen können und über diese Erfahrungen den Schlüssel zu einer befriedigenden Weltbeziehung in der Hand haben.

Diese Erfahrungen können natürlich in Bezug auf Menschen sein, sind aber nicht nur auf Menschen beschränkt. Auch zu Objekten, zur Natur, zu einer Idee oder Aktivität können wir Resonanzbeziehungen aufbauen. Zu Musik, Kunst, Literatur, Geschichten, Herausforderungen und so vielem anderen.

Um Resonanz zu ermöglichen, braucht es aber eine gewisse Neugier, Offenheit und Akzeptanz für das, was jetzt geschehen darf. Denn wir wissen nie vorher, was dabei wirklich geschehen wird.

Resonanz zeigt uns auch, dass wir mit anderen Menschen tief verbunden sind und dass wir uns gegenseitig brauchen. Denn wenn wir etwas lieben oder uns von etwas faszinieren lassen, entsteht so etwas wie ein „vibrierender Draht" zwischen uns und der Welt. Wir bekommen das Gefühl, dass wir etwas bewirken oder bewegen können. Dadurch erfahren wir auch uns selbst als beweglich und berührbar.

Und nicht nur das. Eine Resonanzbeziehung, in der wir uns zu einer anderen Person hinwenden, macht glücklich und gibt unserem Leben einen Sinn. Denn wir Menschen sind geschaffen für Verbundenheit und gegenseitige Zuwendung.

Resonanz in Behandlungssituationen

Wenn du zu den Menschen gehörst, die andere in Krankheits- oder Krisensituationen begleiten, wirst du wissen, dass die Kunst einer guten Heilbegleitung oft auch darin liegt, Nähe und Empathie den richtigen Stellenwert zu geben.

Heilung braucht häufig eine starke Resonanz zwischen Behandelnden und Behandelten. Das kennen wir alle aus eigenen Notsituationen, in denen wir medizinische oder psychologische Hilfe gebraucht haben. Wie wichtig es war, Fachleute zu finden, zu denen wir wirklich Vertrauen hatten und mit denen wir einen schwierigen Weg gemeinsam gehen konnten. Das Vertrauen, das durch die Resonanz entsteht, ist ein ganz entscheidender Baustein für eine gute und tiefe Heilung.

Wenn Behandelnde aber zu viel Nähe zulassen, gehen sie das Risiko ein, professionelle Grenzen der Teilnahme zu überschreiten und sich selbst nicht genügend zu schützen. Es gibt in der medizinischen Ausbildung und im Alltag mancher Pflegeeinrichtungen immer wieder die Tendenz, sich stärker von den Patienten und ihren emotionalen Belangen abzugrenzen, um sich selbst zu schützen. Aber eine Abschottung kann auch sehr erschöpfen. Es gibt sogar Theorien, die besagen, dass Burnout und Depressionen dann entstehen, wenn die Herzen nicht länger genügend berührt werden.

Ganz konkret wäre es dann nährender und stärkender für das Pflegepersonal, das Leiden und die Not durchaus wahrzunehmen und sich davon berühren zu lassen, dann aber gleich in eine positive Aktivität zu gehen. Eine Hand bewusst zu halten. Eine Geste des Mitgefühls zu zeigen. Wirklich da zu sein, wenn auch nur kurz.

Es gibt weitere Gewinne dabei: Die Zeit dieser Begegnung wird bewusster wahrgenommen und verlangsamt sich – mit dem kleinen Nebeneffekt, dass auch die Pflegenden für solche Momente aus dem Gefühl von Stress heraustreten können.

Außerdem ist Empathie oft der Grundstein einer sinnstiftenden Arbeit. Besonders in der Überlastung und Hektik im Gesundheitswesen führt dieses Gefühl von Sinn dazu, dass die Arbeit als weniger kräftezehrend und auslaugend empfunden wird.

Vielleicht kann Resonanz in solchen Situationen eine Form von professioneller Anteilnahme sein. Vielleicht nennen wir es aber auch eine heilsame Form von Liebe.

Tipps für eine professionelle Resonanzbeziehung

In Situationen mit Zeitdruck und hektischer Umgebung ist es gar nicht so leicht, auf die Schnelle eine Resonanzbeziehung aufzubauen. Dann kann es manchmal hilfreich sein, einmal kurz etwas anders auf die Person zu schauen, mit der man es gerade zu tun hat. Für einen Augenblick hinter die heutige Fassade zu schauen und sich zu fragen, wie dieser Mensch wohl als kleines Kind im Alter von vier bis fünf Jahren war. Das unschuldige kleine Kind vor Augen zu haben. Meist flackern dann ein paar Bilder oder eine Gefühlsstimmung auf. Es ist so viel leichter, sich für dieses Kind zu öffnen. Die heute Erwachsenen spüren sofort, dass du anders hinschaust, sie jetzt anders wahrnimmst.

Sobald deine Öffnung für die Person jetzt spürbar wird, kannst du dich fragen, welche Ängste oder Sorgen aktuell die stärksten sind. Nicht immer sind es die, die auch verbal kommuniziert werden. Auch das kann – gänzlich ohne Worte – dazu beitragen, dass diese Person sich von dir verstanden fühlt.

Nimm den Unterschied in der nonverbalen Kommunikation für dich selbst wahr und setze ihn bewusst auch in anderen Situationen ein. Je öfter man es tut, umso schneller kann man den „Schalter" umlegen und in den Resonanzmodus gehen.

Nach solchen professionellen, aber tiefgreifenden Begegnungen ist es allerdings auch wichtig, die Begegnungsebene bewusst abzuschließen und sich vom Gegenüber symbolisch zu „trennen". Sonst hat man eine Neigung, diese Menschen mit in die darauffolgenden Aktivitäten und in den privaten Alltag zu nehmen, was auf Dauer durchaus auslaugen kann, weil man sich weiterhin unterschwellig Gedanken um diese Personen macht.

Eine solche „Trennung" kann mit etwas Übung ganz einfach erfolgen, indem man sehr bewusst die Tür hinter sich zu macht, wenn man den Begegnungsort verlässt und so die energetische Verbindung symbolisch beendet. Diese und andere möglichen Trennungsabläufe werden auch in der Ausbildung „Heilsame Berührung" besprochen, ebenso wie das intuitive Erfassen von Stimmungen und Themen.

Fehlende Resonanz

Sieglinde ist schnell begeistert von neuen Ideen und Projekten. Dabei geht es um gemeinschaftliches Tun, um ein Engagement für andere oder einfach um Gedanken, die sie gerade beflügeln und die sie gerne mit anderen teilt.

Im besten Fall lassen sich andere von ihrer Begeisterung anstecken und packen mit an, um etwas Neues in die Welt zu bringen. So manche anregenden Projekte sind so entstanden.

Manchmal aber kommt so gar keine Reaktion von ihrer Umgebung. Damit kann sie allerdings gar nicht so gut umgehen. Sie berichtet, dass sie dann manchmal in einen richtigen Abwärtsstrudel gerät. Die fehlende Resonanz stürzt sie in ein Gefühl von Sinnlosigkeit. Denn das, was sie gerade vorhatte, war ihr ja so wichtig und brennend. Und dann will niemand etwas davon hören. Sie hält zwar meist noch eine Weile durch und kämpft allein für ihre Ideen, aber irgendwann kommt eine große Kraftlosigkeit, und manchmal stirbt das neue Projekt einen stillen Tod.

Große Künstler oder gar Visionäre haben die Fähigkeit, sehr lange ohne Resonanz durchzuhalten. Manche sehen zu ihrer Lebenszeit gar nicht die Wirkung ihrer Gedanken oder ihres Wirkens. Und dennoch ist etwas in ihnen, das stark genug ist, weiterzumachen und durchzuhalten.

Aber die meisten von uns sind nicht mit dieser Gabe gesegnet. Eine Weile halten wir natürlich schon durch. Aber irgendwann brauchen wir diesen „vibrierenden Draht" zu Menschen um uns herum, der uns signalisiert, dass unsere aktuellen Gefühle, Ideen und Gedanken lebenswert sind.

Resonanz in Isolationszeiten

Der Soziologe Hartmut Rosa ist der Meinung, dass die fehlende Resonanz auch der Grund war, warum sich viele Menschen in den uns mittlerweile so vertrauten Isolationszeiten wie verkümmert gefühlt haben. Im Alltag lassen wir uns durch kleine Interaktionen sozusagen in Schwingung setzen. Wir werden physisch, emotional und gedanklich angeregt durch das, was Rosa „Mikroresonanzen" nennt – seien es kleine Begegnungen, die Auseinandersetzung mit einer Idee oder einem Objekt. Es genügt, wenn man kurz angelächelt wird, Neuigkeiten erfährt oder sich mit einer anderen Person über etwas auseinandersetzt. Rosa vergleicht es mit einer Flipperkugel, die immer wieder angestoßen wird, dabei ihre Richtung verändert, auf Widerstände trifft und neue Impulse bekommt. Nur so bleibt sie in Bewegung.

Wenn all das weitgehend wegfällt, fühlt man sich seltsam antriebslos und entfremdet, so als habe man den Kontakt zur Welt verloren.

Begleiter der besonderen Art

Meine Familie gehört zu den glücklichen Menschen, die ein Stück Land mit einer kleinen Holzhütte an der norwegischen Südküste besitzen. Dort wurde vor ein paar Jahren besonders kräftig gewerkelt. Gemeinsam haben wir eine zusätzliche Gartenhütte errichtet, damit die größer werdende Familie hier miteinander Zeit verbringen kann. Wochenlang wurde tatkräftig mit Hammer, Säge und Malerpinsel angepackt, und Pläne für die kommenden Jahre wurden geschmiedet.

Und die Wildgänse kamen …

Nicht nur so ein paar, die wir immer wieder beim Vorbeiziehen am Himmel beobachten können, wenn sie sich auf den Weg in wärmere Gefilde begeben. Dieses Jahr hatten sie sich regelrecht in unserer Bucht niedergelassen. Über Wochen zogen sie dort den ganzen Tag ihre Kreise, und täglich kamen weitere hinzu.

Immer wieder hielten wir inne, tief berührt von so viel kraftvoller Anmut. Andauernd ging ihre Flugbahn direkt über unsere Hütte. So tief, dass wir fast meinten, ihre Flügel berühren zu können. In keinem anderen Sommer war dieses Schauspiel so intensiv. Offenbar waren sie nur hier. Wenige Kilometer entfernt wurden sie kaum gesichtet.

Sie waren hier bei uns. In diesem besonderen Sommer, wo wir so intensiv mit generationenübergreifenden Gedanken und Gefühlen lebten wie kaum zuvor. Denn in der Mythologie sind die Gänse u. a. ein Symbol für Familienbande, Gemeinschaft, Gruppenzugehörigkeit, Zusammenhalt und Fürsorge. Täglich erinnerten sie uns daran.

Manchmal ist es einsam

Du kannst so viele nahestehende Menschen haben, wie du willst, so viele Hobbys und Aktivitäten, eine nette Familie und ein gutes Netzwerk. Dennoch fühlst du dich manchmal einsam.

Die greifbare Ebene ist einfach: Wenn deine Allerliebsten so weit weg oder so sehr mit anderen Dingen beschäftigt sind. Wenn du gerade etwas erlebst, was andere nicht verstehen oder nachvollziehen können. Wenn es dir vielleicht nicht gut genug geht, um mit anderen zusammen zu sein.

Aber es gibt eine weitere Ebene: Wenn du einen Raum in dir selbst betrittst, der nur für dich gedacht ist. Und worüber du nur rudimentär kommunizieren könntest. Oder worüber du gar nicht kommunizieren sollst, denn hier geschieht etwas, was nur dich angeht, was unmerklich reifen und wirken soll.

Manche Lebensphasen müssen wohl sogar einsam sein. Ich stelle es mir als einen Art Kokon vor, in der wir eine Weile ganz allein ruhen müssen, bevor wir in die nächste Lebensphase schlüpfen können. Eine Reife- und Klärungszeit, die sich dann auch nicht angenehm als ein stimmiges Alleinsein, sondern wirklich einsam, unsicher und unangenehm anfühlen kann. Wenn es zu lange dauert, kann diese Art Einsamkeit auch eine Belastung sein. Aber es wird nie ohne gehen.

Alle Ablenkungen werden nur kurzzeitig wirken, werden irgendwann hohl und schal. Denn tief in dir weißt du, dass du nicht umhinkommst, diesen Raum tief in dir ganz allein zu betreten.

Das Herz im Körper

Körperliche Auswirkungen von Beziehungen

Wenn im Leben tiefe Resonanzbeziehungen über lange Zeit fehlen, werden wir nicht nur traurig und fühlen uns leer, sondern laut Studien reduziert diese Situation offenbar die Funktion des Immunsystems und kann Herz-Kreislauf-Krankheiten und sogar die Entwicklung einer Depression begünstigen.

Studien zeigen, dass jeder zehnte Deutsche unter Einsamkeit leidet. Im hohen Alter sind es sogar jeder fünfte. Wobei der Begriff Einsamkeit fast stigmatisiert ist. Es wird wohl kaum jemand von sich sagen wollen, dass er sich einsam fühlt. So hat man in diesen Studien eher danach gefragt, wie oft man sich verlassen oder von anderen isoliert fühlt.

Psychiater und Gehirnforscher Manfred Spitzer hat ein Buch veröffentlicht mit dem Titel „Einsamkeit – Die unerkannte Krankheit", worin er Einsamkeit etwas plakativ als eine tödliche Krankheit und als Lebensrisiko Nummer eins bezeichnet.

Aber natürlich ist Einsamkeit keine eigenständige Krankheit. Auch nicht wirklich eine tödliche Krankheit als solche. Allerdings bestätigen Studien, dass chronisch einsame Menschen im Schnitt früher sterben als nicht einsame. Und auch, dass einsame Menschen ein höheres Risiko für seelische und körperliche Erkrankungen haben.

Wobei das Gefühl von Einsamkeit nicht unbedingt an die Zahl der sozialen Kontakte gebunden ist. Auch in einer Familie oder Gruppe kann man sich sehr einsam fühlen. Der entscheidende Indikator ist eher, dass man weniger soziale Kontakte hat, als man sich wünschen würde. Oder dass diese Kontakte nicht wirklich eine emotionale Nähe mit sich bringen.

Wir brauchen uns

Menschen sind nicht für Einsamkeit geschaffen. In früheren Zeiten waren wir darauf angewiesen, in Gemeinschaften zu leben, um drohende Gefahren abzuwehren und so größere Überlebenschancen zu haben. Dieses Wissen ist tief in unseren Genen gespeichert. Was dazu führt, dass ein unfreiwilliges Alleinsein den Körper in Alarmbereitschaft setzt und u. a. das Stresshormon Cortisol ausschüttet. Von eben diesem Hormon gibt es bei einsamen Menschen dauerhaft eine erhöhte Menge im Blut. Was dazu führen kann, dass der Blutdruck und der Blutzuckerspiegel sich erhöhen und das Immunsystem geschwächt wird.

Wie das alles zusammenwirkt, ist noch nicht ausreichend erforscht. Aber die Wahrscheinlichkeit für Depressionen, Angsterkrankungen, Herzinfarkt, Schlaganfall, Krebs und Demenz scheint erhöht zu sein.

In der außergewöhnlichen „Harvard Study of Adult Development" hat man das Leben von 724 Männern über 75 Jahre lang verfolgt. Nur Männer, weil es zu Beginn der Studie undenkbar war, auch Frauen einzubeziehen. Diese hat man erst vor wenigen Jahren hinzugenommen.

Der heutige Leiter dieser Studie, Robert Waldinger, berichtet, dass es die längste jemals durchgeführte Studie über das Leben Erwachsener ist. Befragt wurden die Teilnehmer bei einem persönlichen Besuch alle zwei Jahre nach ihrer Arbeit, dem Familienleben und ihrer Gesundheit.

Ein Teil der Teilnehmer war zu Beginn Studenten an der Harvard University, und ein Teil war eine Gruppe von Jungen aus den ärmsten Vierteln von Boston. Man wollte herausfinden, wie die unterschiedlichen sozialen Bedingungen sich im Laufe des Lebens auswirkten. Die Forschenden hatten auch Zugang zu den Krankenakten.

Die wichtigste Botschaft aus dieser Studie ist, dass gute Beziehungen uns offenbar glücklicher und gesünder machen.

Menschen, die sozial gut verbunden sind mit Familie, befreundeten Bezugspersonen oder mit einer Gemeinschaft anderer Art sind nicht nur glücklicher und gesünder, sondern leben auch länger als Leute, die weniger gute Beziehungen haben.

Wobei man auch festgestellt hat, dass es nicht nur um Kontakte geht, sondern um die Qualität der engen Beziehungen. Konfliktreiche Ehen ohne viel Liebe waren teilweise schlechter für die Gesundheit als eine Scheidung.

Als die Männer ca. 80 Jahre alt waren, hat man bewusst auf die Daten zurückgeschaut, die von ihnen als 50-Jährige erhoben worden waren, um herauszufinden, ob schon damals zu erkennen war, wer von ihnen mit 80 noch gesund sein würde. Und siehe da, es waren nicht z. B. medizinische Fakten wie der Cholesterinspiegel, die etwas über die künftige Entwicklung aussagten, sondern wie zufrieden sie in ihren Beziehungen waren.

Auch wenn sie später vielleicht körperliche Schmerzen hatten, fühlten sie sich dennoch genauso glücklich wie in früheren Jahren. Bei denjenigen, die in unglücklichen Beziehungen lebten, wurden die körperlichen Schmerzen durch das emotionale Leiden offenbar eher verschlimmert.

Interessant ist auch, dass sogar das Gehirn durch gute Beziehungen besser geschützt ist. Wenn man Menschen um sich hat, auf die man sich in der Not verlassen kann, bleibt das Gedächtnis länger klar.

Der fehlende Austausch

„Ich mische mich nicht gern unter Menschen", sagte ein Klient, der mit einem chronischen Lungenproblem zu mir kam. Er bekam häufig regelrecht zu wenig Luft zum Atmen. Medizinisch war alles abgeklärt, und weitere Behandlungen schienen aus ärztlicher Sicht nicht länger angebracht. „Austherapiert" nennt man so etwas.

Er lebte sehr isoliert. Die Kontakte beschränkten sich in der Regel auf die allerengste, kleine Familie. Andere Außenaktivitäten gab es kaum. Alles „draußen" hatte etwas Bedrohliches und Gefährliches. Vielleicht könnten fremde Menschen ihn mit welchen Bakterien und Viren auch immer anstecken, die ihm das Atmen noch schwerer machen würden? Also zog er sich gerade in besonders kritischen Ansteckungsphasen noch viel mehr zurück.

Zum Menschsein gehört aber der Austausch. Auch von Luft. Einatmen. Ausatmen. In Dankbarkeit annehmen. Großzügig weitergeben. Kreislauf leben. Menschen auf dich einwirken lassen. Dein Teil zum Gemeinsamen hinzugeben.

Noch klarer wurde mein Eindruck, als er mir berichtete, dass er leidenschaftlicher Sammler von alten Gegenständen unterschiedlicher Art sei, davon aber nie etwas weiterverkaufen oder gar verschenken würde, denn immerhin könnten sie ja eines Tages viel mehr wert sein. Mittlerweile war sein großes Haus allerdings zum Bersten voll, und ich ahnte, wohin unsere therapeutische Reise wohl gehen könnte. Also bot ich ihm erste kleine Spür- und Reflexionsschritte zu diesen Festhalteimpulsen an. Zusätzlich arbeitete ich an einem energetischen Loslassprozess im Körper und spürte hinein, welche alten Gefühle das große Festhalten wohl bewirkt und verhärtet hatten.

Denn wie will man einatmen können, wenn im übertragenen Sinne nichts mehr rausgeht und neuen Platz für frische Luft schafft? Ein Stück des Weges ging er auch mit und merkte sogar mit der Zeit, wie das Atmen etwas leichter fiel.

Als aber nach einer Weile klar wurde, dass sich jetzt etwas grundlegend in seinem Leben ändern könnte, bekam er kalte Füße und brach die Behandlungsreihe ab. Zu bedrohlich erschien es offenbar, wirklich etwas Neues zu leben, sich auf Ungewisses einzulassen, Altes wirklich gehen zu lassen und sich für den Austausch mit anderen zu öffnen.

Eine Herzensbegegnung ist immer ein Geben und Nehmen. Ist immer ein Stück Wagnis und Ungewissheit, erfordert immer auch Mut. Sie wird aber belohnt mit großen Geschenken. Ohne den Austausch in solchen Begegnungen sterben wir emotional einen langsamen Tod.

Das Herz hat ein Gehirn

Herz und Gehirn sind enger miteinander verbunden, als wir bislang dachten.

Studien haben gezeigt, dass das Herz so viele Nervenzellen aufweist, dass man es als ein eigenes kleines Gehirn bezeichnen könnte.

Signale vom Herzen beeinflussen unsere Gehirnfunktionen – unser Denken und unser Fühlen. Eine Harmonisierung zwischen Herz und Gehirn kann eine wohltuende Wirkung auf den gesamten Organismus haben.

Denn unser Herz schlägt natürlich nicht immer gleich. Die Herzfrequenz wird von Stress, Angst, Depressionen oder Wut beeinflusst. Der Puls wird dann ungleichmäßig mit „chaotischen" Herzschlägen. Herzchaos beeinträchtigt aber die Denkleistung und führt zu chronischem Energiemangel. Außerdem kann chronischer Stress zu körperlichen Problemen führen wie beispielsweise zu Schlaflosigkeit, Bluthochdruck, Herzproblemen, Infektionen, Rückenschmerzen und Verdauungsproblemen.

Positive Gefühle wie Freude, Zufriedenheit, Mitgefühl, Liebe und Dankbarkeit haben dagegen eine sogenannte Herzkohärenz mit gleichmäßigem Puls zur Folge. Das kann u. a. in einem besser funktionierenden Immunsystem resultieren.

Dies zeigen Forschungen u. a. am HeartMath® Institute in Kalifornien, dessen Wissenschaftlerinnen und Wissenschaftler dazu die sogenannte Herzratenvariabilität (HRV) gemessen haben, die aus dem Puls oder – noch genauer ausgedrückt – aus den zeitlich variierenden Abständen zwischen den einzelnen Herzschlägen abgeleitet wird. Diese Schwankungen sind im entspannten Zustand höher als bei einer dauerhaften Stressbelastung. Eine große Variabilität ist also gesünder als ein starrer und gleichmäßiger Herzrhythmus.

So können Messungen der Herzratenvariabilität dazu beitragen, das Stressniveau eines Menschen abzuschätzen. Natürlich haben auch organische Faktoren hier einen Einfluss, aber unsere Psyche spielt offenbar eine ganz große Rolle.

Diese wohltuende Herzkohärenz kann von jedem von uns aktiv herbeigeführt werden. Dazu hat das HeartMath® Institute Techniken und ein passendes Messgerät (auch in Kleinformat für Handys) entwickelt, damit man die Wirkung ablesen kann.

In den Studien hat man festgestellt, dass der Herzrhythmus sich harmonisierte, wenn die Teilnehmenden sich auf ihren Herzbereich fokussierten und Gefühle wie Wertschätzung und Dankbarkeit aktivierten.

Und das kann man u. a. so machen:

♡ Die Wirkung von Dankbarkeit auf den Körper

Atme tief ein und aus und achte darauf, dass dein Körper langsam etwas mehr zur Ruhe kommt. Bleibe dabei immer in deinem eigenen Atemrhythmus.

Wenn du kannst, stelle dir vor, dass dein Atem durch dein Herz strömt und du regelrecht aus deinem Herzen ein- und ausatmen kannst.

Denke jetzt an eine wirklich schöne Situation, die du mal erlebt hast. Gönne es dir, dass du voll in die Gefühle von damals eintauchen kannst. Spüre nach, was diese Gefühle jetzt gerade mit deinem Körper und Gedanken machen. Bleibe für zwei bis drei Minuten in diesem wohltuenden Zustand. Das genügt schon. Vielleicht spürst du gleich, dass es dir jetzt etwas besser geht, du vielleicht ruhiger und entspannter bist.

Wenn es dauerhaft eine gute Wirkung haben soll, wäre es sinnvoll, diese kurze Übung einige Male jeden Tag zu wiederholen. Insbesondere in Situationen, die dich belasten oder aufwühlen.

Ein Nervengeflecht der besonderen Art

Eine besonders große Rolle bei der Ausformung der Herzratenvariabilität spielt der Nervus Vagus – der zentrale Ruhenerv. Dieser Nerv läuft vom Hirnstamm den Hals entlang durch die Brusthöhle bis zu den Eingeweiden und endet in vielen Verästelungen. Dieses „Vagabundieren" hat zu dem Namen „Vagus" geführt. Der Nerv versorgt auch die äußeren Gehörgänge, den Kehlkopf, die Lunge, das Herz, den Magen und den Darm.

Der Vaguszweig auf der linken Körperseite umschlingt die große Körperschlagader (Aorta), während er auf der rechten Körperseite mit einem Ast die „Arm-Kopf-Schlagader" umschlingt. Dabei ziehen „beide Zweige des Vagus-Nervs – zugegebenermaßen etwas poetisch formuliert – wie ‚lauschend' am Herzen vorbei, ehe sie ihren Weg zum Kehlkopf hin fortsetzen". So drückt es Dr. Markus Peters in seinem Buch „Gesundmacher Herz" aus.

Wenn wir einatmen, schlägt das Herz meist etwas schneller als beim Ausatmen. Dieser Unterschied ergibt den Spannungszustand des Vagusnervs, der wiederum durch die Herzratenvariabilität messbar ist.

Wenn dieser Tonus erhöht wird, wird gleichzeitig das parasympathische Nervensystem angeregt. Da der Parasympathikus für Ruhe und Erholung zuständig ist, bedeutet das letztendlich weniger Stress für deinen Körper.

Ein hoher Tonus hat nicht nur positive Wirkung auf die Gesundheit, sondern offenbar auch auf soziale Kontakte. So könnte der Vagusnerv das entscheidende Bindeglied zwischen guten Gefühlen und körperlicher Gesundheit sein. Denn Studien ergaben, dass Menschen mit einem relativ hohen Vagusnervtonus einen größeren Freundeskreis und mehr soziale Kontakte haben, besonders hilfsbereit sind und viel Mitgefühl zeigen.

Die gute Nachricht ist, dass dieser Nerv sogar trainierbar ist. Studien haben gezeigt, dass er besonders auf Meditation anspricht. Testpersonen, die über einen längeren Zeitraum meditierten, berichteten nicht nur von größerer innerer Ruhe und mehr Ausgeglichenheit, sondern ihr vagaler Tonus hatte sich zusätzlich erhöht.

♡ Anregungen zur Stimulation des Vagusnervs

Puls spüren

Setze dich bequem hin. Lege deine Hände so zusammen, dass sich die Fingerspitzen berühren. Daumen auf Daumen, Zeigefinger auf Zeigefinger etc. Drücke jetzt die Fingerspitzen so zusammen, dass du deinen Puls wahrnimmst. Dabei atmest du gleichmäßig ein und aus. Versuche, das Ausatmen etwas länger zu gestalten als das Einatmen. Wahrscheinlich spürst du deinen Puls nach einer Weile etwas intensiver. Vielleicht spürst du sogar, dass dein Puls nach und nach ruhiger wird.

Diese Übung sollte vier bis fünf Minuten dauern.

4 – 7 – 8

Diese Übung ist ähnlich, aber ein anderer Atemrhythmus kann die Wirkung verstärken.
Atme tief ein und zähle bei dabei bis vier, halte anschließend die Luft an und zähle bis sieben. Danach atmest du langsam aus und zählst bis acht.
Auch diese Übung sollte vier bis fünf Minuten dauern.

Oberlippenkerbe massieren

Der Vagusnerv kann auch stimuliert werden durch eine sanfte Massage der kleinen Kerbe zwischen Oberlippe und Nase.

Halsmassage

Du kannst auch deinen Hals massieren, um den Vagusnerv zu stimulieren. Gern mit etwas warmem Öl und mit kreisenden Bewegungen auf beiden Seiten der Halsschlagader.

Singen

Ob unter der Dusche oder im Auto – auch ohne eine besonders begabte Stimme tut es uns (und unserem Vagusnerv) unendlich gut, so richtig frei und laut zu singen. Oder zumindest mal gelegentlich zu summen.

Dankbarkeit

Eine kleine Dankbarkeitsübung hast du ja schon kennengelernt.

Aber auch Dankbarkeitsrituale unterstützen den Vagustonus. Vielleicht magst du anfangen, ein kleines Dankbarkeitstagebuch zu führen oder funkelnde Augenblicke im Alltag bewusster wahrzunehmen (wie im Abschnitt „Alltägliche Glücksmomente" beschrieben).

Unterstützend wirken sollen auch Omega-3-Fettsäuren und Zink.

Und natürlich alle beruhigenden und entspannenden Methoden wie Tai Chi, Qi Gong und Meditation.

Außerdem sollen kältere Temperaturen eine positive Wirkung haben, ob du nun kurz kalt duschen magst, bewusst Spaziergänge in der Winterkälte machst oder deine Wohnzimmertemperatur gelegentlich etwas drosselst.

In Norwegen treffe ich meine Nachbarin Åse auf dem Weg zum Strand. Sie will schwimmen gehen. Wir haben November, und letzte Nacht war der Boden gefroren. Aus purer Neugierde auf eine so verrückte Aktion beschließe ich, sie zu begleiten, allerdings ohne mit ihr ins Meer steigen zu wollen.

Sie zieht an diesem Spätnachmittag tatsächlich all ihre Woll-sachen gelassen aus, behält nur einen Badeanzug und ein Stirn-band auf und gleitet so gelassen ins Wasser, als wäre heute ein sonnig-warmer Sommertag. Und bleibt sogar lange und sehr ent-spannt drin. Dabei berichtet sie mir, dass sie normal gar nicht so schnell in die Ruhe kommt, dass aber dieses Winterbaden in ihr eine sofortige Entspannung im ganzen Körper auslöst, als würde die Kälte gleich alle Anspannung herunterfahren. Anschließend schlendern wir gemütlich zurück. Offenbar hat sie keine Eile, das warme Haus zu erreichen. Im Gegenteil – sie fühlt sich ganz ge-lassen und gut durchwärmt.

Herzensthemen und körperliche Krankheiten

Natürlich kann niemand beweisen, dass es eine klare Verbin-dung zwischen emotionalen Herzensthemen und physischen Krankheiten gibt, obwohl einige wissenschaftliche Studien deutliche Zeichen dafür sehen.

Eine Beschreibung solcher möglichen Verbindungen wür-de den Rahmen dieses Buches sprengen. Genauere Informati-onen findest du dazu u. a. in den Büchern „Mein Herz + meine Seele: Das Zusammenspiel von Psyche und Herz – Spannende Einblicke in die Psychokardiologie" von Dr. Köllner, Dr. Lang-heim und J. Kleinschmidt sowie „Gesundmacher Herz" von Dr. Markus Peters.

Aber ich möchte ein paar Fragen dazu in den Raum stellen. Wir sind manchmal „Herzgejagte" – wie die Schriftstellerin Marica Bodrožić es so bezeichnend nennt. Was bringt unsere Herzen dazu, schneller zu laufen, als sie wollen oder müssen? Was jagt uns? Leben wir nach unserem eigenen Rhythmus?

Was macht uns so viel Druck, dass es im Blutkreislauf messbar wird?

Welche traumatischen Erlebnisse hinterlassen solche Spuren im Herzen, dass die Funktion beeinträchtigt wird – auch Jahre später?

Was sagt es uns, dass die aktuelle Coronakrankheit ausgerechnet den Herzlungenraum betrifft?

Heilsame Berührung

Mit der körpertherapeutischen Methode „Heilsame Berührung" werden Menschen nicht nur auf der körperlichen Ebene berührt, sondern es findet während dieser Berührung zusätzlich eine stärkende Energieübertragung statt, die nicht nur heilsam und stärkend wirkt, sondern auch bei vorliegenden Krankheiten unterstützen kann. Dabei greifen die körperlichen, emotionalen und energetischen Ebenen natürlich ineinander.

Wir haben alle die uralte Fähigkeit, heilsam zu berühren. Meist haben wir es aber verlernt, sie zu benutzen, oder vielleicht haben wir gar noch nie davon gewusst, dass wir diese Fähigkeit haben. Dabei gab es schon seit Jahrtausenden in fast allen Kulturen unterschiedlichste Formen des Handauflegens, wenn Menschen krank waren.

Vielleicht magst du ein paar erste Schritte damit machen? Wenn sie dir gefallen, findest du weitere Anleitungen in meinem Buch „Heilsame Berührung – Therapeutic Touch".

♡ Energie geben über die Hände

Zuerst ist es wichtig, dein Alltagsbewusstsein etwas zu erweitern.

Setze dich hin, schließe deine Augen und lasse den Unterkiefer und die Schultern sich entspannen. Vielleicht magst du auch deinen Kopf ein wenig nach vorne beugen. Konzentriere dich dann auf deinen Atem und mache einige wirklich tiefe Atemzüge. Genieße den Zustand, dass dein Körper jetzt wesentlich mehr Raum hat.

In den kommenden 20 bis 30 Atemzügen baust du jeweils eine kleine Pause von wenigen Sekunden ein nach jedem Einatmen und nach jedem Ausatmen. Stelle dir vor, dass beim Einatmen und in der darauffolgenden Pause sich deine Aura – das Energiefeld um deinen Körper herum – ein Stückchen weiter nach außen dehnt. Deine Aufmerksamkeit ist jetzt voll bei dir und gleichzeitig mehr und mehr nach außen gerichtet.

Öffne deine Handflächen nach oben. Stelle dir vor, dass die Luft um dich herum aus Tausenden glitzernden Lichtpartikeln besteht. Sie reichen weit hinaus ins Universum. Und du stehst mittendrin in diesem Lichtgestöber, das voller Lebensenergie ist. Dein ganzer Körper öffnet sich für diese Lichtfunken. Wenn es dir schwerfällt, den ganzen Körper zu öffnen, kannst du dich auch lediglich auf deine Handflächen konzentrieren.

Das Licht strömt in dich hinein und füllt dich regelrecht auf mit all der Energie, die du heute brauchst. Gönne dir etwas Zeit dafür, bis du dich wirklich erfrischt und gestärkt fühlst.

Wenn du für dich allein übst, legst du jetzt deine Hände bequem auf irgendeine Stelle deines eigenen Körpers.

Später wirst du diesen Übungsschritt wahrscheinlich mit anderen Menschen machen. Dann legst du deine Hände auf eine beliebige Körperstelle der anderen Person wie beispielsweise die Schultern.

Dann fängst du langsam an, diese Lichtfunken über deine Handflächen auszustrahlen. Du bist jetzt so stark mit Licht aufgefüllt, dass du dich gar nicht anstrengen musst. Das Licht fließt von ganz allein aus deinen Handflächen. Es genügt, dass dein Fokus darauf gerichtet ist. Es geht ganz leicht.

Wenn es dir eine Hilfe ist, kannst du dir vorstellen, dass dein Atem den Lichtfluss verstärkt. Beim Einatmen nimmst du zu-

sätzliches Licht in den Körper hinein, beim Ausatmen strömt das Licht ganz leicht über deine Hände aus.

Du bleibst in dieser ersten Übung bewusst absichtslos. Deine einzige Aufgabe ist es, deine Hände für den Lichtstrom zu öffnen. Der empfangende Körper verteilt diese zusätzliche Energie genau dorthin, wo heute Energie gebraucht wird.

Am Anfang genügen wenige Minuten. Wenn du später etwas mehr Übung hast, kann die Energieübertragung auch wesentlich länger dauern.

Beende dann den Lichtstrom ganz bewusst, indem du deine Hände wieder löst und ganz bei dir bist.

Über die körperliche Berührung hinaus

Bei dieser Methode geht es aber nicht nur um die körperliche Berührung und die Energieübertragung, sondern auch um die intuitive Wahrnehmung der behandelten Person. Was ist das aktuelle Problem? Was steckt dahinter? So beginnt ein zartes Gespräch zwischen deinen Händen und der Person, die gerade behandelt wird, denn wichtig ist die Verbindung zu den Energien, die diesen Menschen jetzt besonders unterstützen könnten.

Deshalb geht es immer auch darum, die eigene Intuition zu stärken und zu lernen, ihr zu vertrauen, aber auch um die Fähigkeit, sehr präsent zu sein.

Diese Fähigkeiten lernst du am besten unter Anleitung in Seminaren mit anderen Menschen zusammen, damit du dich gleich austauschen kannst und dadurch schnell Sicherheit gewinnst.

♡ Mehr Leichtigkeit

Nach etwas Übung mit der „heilsamen Berührung" kannst du später zum Beispiel Menschen helfen, die Schweres oder Sorgenvolles im Herzen tragen. Du musst dafür nicht unbedingt wissen, was es genau ist, und es ist auch nicht notwendig, darüber zu reden.

Lasse die Person auf einem Hocker sitzen oder quer auf einem Stuhl, sodass der Oberkörper nach vorn und nach hinten frei ist. Stelle dich dann auf eine Seite der Person und lege eine Hand auf den Rücken in Herzhöhe. Aus dieser Hand lässt du jetzt Lichtenergie ausströmen und setzt dies während der gesamten Behandlung fort.

Mit der anderen Hand berührst du den Bereich vor dem Herzen, ohne den Körper wirklich zu berühren. Warte, bis du glaubst, die Energie zu spüren, die vom Rückenpunkt aus zu deiner vorderen Hand strömt.

Bitte darum, dass du jetzt nur hinausnehmen darfst, was für diese Person nicht mehr gut ist.

Dann greifst du die Energie auf, die das Herz von hinten durchströmt, und ziehst sie wie kleine Fäden vom Herzen weg. In einem gewissen Abstand lässt du mit einer kleinen abgebenden Handbewegung die Fäden nach unten fallen und wiederholst das Hinausziehen neuer Fäden. Es ist eine sanfte, nicht aufwühlende Bewegung.

In der Regel genügen wenige Minuten. Du wirst aber spüren, wann es genug ist.

Meist fühlen sich die Behandelten danach etwas leichter und erfrischt.

Die Heilung der Herzen

Das verletzbare Herz

Häutung

In der biblischen Geschichte hörte Moses die Stimme Gottes aus dem brennenden Dornbusch sprechen: „Zieh die Schuhe aus; denn der Ort, wo du stehst, ist heiliger Boden!" Theologen berichten, dass das Wort für „Schuhe" in der Originalsprache das gleiche Wort sei wie für die äußere Haut der Tierarten, die sich im Leben häuten, wie wir es z. B. von den Krebsen kennen. Wenn sie wachsen, ist der Panzer irgendwann zu klein, sodass die Tiere sich davon lösen müssen, wenn sie nicht darin sterben wollen. Wenn sie aber aus dem Panzer gekrochen sind, ist ihre Haut ganz dünn und verletzbar, sodass sie sich verstecken und schützen müssen, bis ein neuer starker Panzer gewachsen ist.

In entscheidenden Lebensmomenten werden wir dazu aufgerufen, unsere äußere, alte Haut abzustreifen, wenn wir auf heiligem Boden stehen. Wenn wir dort sind, wo Neues in uns entstehen will und darf, weil wir erkennen (müssen), dass alte Strukturen nicht mehr stimmig sind, alte Gedanken und Gefühle zu einer anderen Zeit gehörten. Wenn es vielleicht gar um eine heilige Aufgabe in unserem Leben geht.

Dann sind wir aber auch für eine Weile verletzbar, sind vielleicht häufiger sogar den Tränen nahe, verstehen unsere „dünnhäutigen" Gefühle selbst nicht mehr. Eine tiefe Verunsicherung greift um sich. Wir stellen vieles infrage – und dabei erst recht unsere persönlichen Eigenschaften, unser Können und Tun.

In solchen Zeiten müssen wir uns häufiger zurückziehen und viel Ruhe gönnen, damit unsere Kraft ausreicht, um eine neue, starke, flexible Haut um das Neue in uns herum zu bilden. Um anschließend wieder in die Welt hinauszugehen und das zu *tun*, was jetzt getan werden muss. Um das zu *sagen*, was jetzt gesagt werden muss.

Verletzbarkeit als Entwicklungsschritt

Verletzbarkeit ist keine Schwäche, die du bekämpfen musst, sondern ein Signal, dass an dieser Stelle in deinem Leben Neues entsteht, auch wenn du es im Außen noch nicht erkennen kannst.

In unserem Leben gibt es immer wieder solche Phasen, und die aktuelle Zeit ist ganz besonders stark geprägt davon. Alles ändert sich, und wer glaubt, unberührt davon weitermachen zu können, wird im Rückblick wohl eher danebenliegen und die Veränderungen auf eine andere Art spüren.

Wie kann man dann damit umgehen?

Erst einmal feststellen, dass es jetzt gerade so ist. Du bist dünnhäutig. Kritisiere dich möglichst nicht selbst dafür. Meide Menschen, die damit nicht umgehen können. Erlaube dir, für eine Weile ein „Schildkrötenleben" zu führen, bis du eine etwas widerstandsfähigere Haut entwickelt hast.

Achte während dieser Zeit auf ein besonderes Geschenk. Das sind die ganz eigenartigen Wahrnehmungen und Erkenntnisse, die nur in dieser Zeit mit dieser Intensität kommen. Manche geben dir einen Hinweis auf deine Lebensaufgabe oder auf Dinge, die jetzt entscheidend sind. Vielleicht auch auf neue Wege, die jetzt gegangen werden wollen. Es sind aber auch Hinweise darauf, wovon du dich trennen musst, weil es in deinem Leben keinen Platz mehr hat.

Die Stimme dieser Lebensphasen ist manchmal sehr leise, deshalb sind der Rückzug und eine verstärkte Stille für eine Weile ganz entscheidend sowie die Bereitschaft, wirklich hinzuhören. Deine Verletzbarkeit wird dich aber daran erinnern.

Aus den wunden Punkten, die du jetzt besonders spürst, können so kleine „Wunderpunkte" entstehen, die dir eine Entwicklung ermöglichen, die du sonst vielleicht nie gemacht hättest. Auf wundersamste Weise dürfen so kleine Wunder entstehen.

Keine Liebe ohne Verletzbarkeit

Hast du je erlebt, dass du jemanden lieben konntest, ohne just von dieser Person willentlich oder unwillentlich tief verletzt zu werden?

Wirkliche Liebe ist offenbar nur mit Verletzbarkeit zu haben, denn unsere Herzen stehen sperrangelweit offen – und sei es für besondere Augenblicke, in denen wir uns wirklich zeigen und hemmungslos vertrauen.

So weh es dann auch tut, der entscheidende Schritt ist (hoffentlich) aber irgendwann, diese Person *dennoch* zu lieben. So wie wir ein Kind weiterhin lieben, auch wenn es sich gerade unmöglich benommen hat. Durch Verletzungen durchzugehen, die sich offenbar nicht vermeiden lassen. Und natürlich trotzdem notwendige Grenzen zu setzen, wann immer es nicht anders geht.

Eine reife Liebe weiß um ihre Verletzbarkeit, weigert sich aber, sich so zu verschließen, dass sie nicht mehr verletzbar ist. Denn diese Verletzbarkeit macht ja gerade eine tiefe Liebe aus. Sollten wir eines Tages beschließen, nicht länger verletzbar zu sein, haben wir beschlossen, nicht länger zu lieben. Und so wäre der Verlust manifestiert.

Wenn wir unsere Verletzungen aber nicht wahrnehmen (wollen), werden sie als unbewusste Enttäuschungen weggeschoben und legen sich wie eine staubige, alte Decke über unsere Liebesfähigkeit. Wir glauben, uns damit zu schützen. In Wirklichkeit nehmen wir uns aber die Fähigkeit, mit offenem Herzen zu lieben – und so auch Liebe zu empfangen.

♡ Herzrücken

Diese Übung eignet sich gut für Situationen, in denen wir von hinten erwischt wurden und uns nicht gleich wehren konnten. Das führt oft dazu, dass eine Daueranspannung im Herzrückenbereich bleibt. Mit dieser Übung machen wir unseren Herzrücken wieder weich und offen, aber auch biegsam und strahlend.

Spüre den Bereich an deinem Rücken, der sozusagen die Rückwand deines Herzbereichs bildet – genauer gesagt: in der Mitte des Rückens auf Herzhöhe.

Wie fühlt es sich dort an? Ist es eher fest, angespannt und verklebt oder leicht und locker?

Dann lasse in deiner Vorstellung in dem Mittelpunkt deines Herzrückens eine kleine, warme Sonne entstehen. Gib dir etwas Zeit, bis du wirklich die Wärme spürst. Aus der Sonne entstehen jetzt kleine Strahlen in alle Richtungen. Lasse diese in der Tiefe wirken. Manche sind sehr klein, andere kräftiger und strahlen ein ganzes Stück weiter. Manche erreichen sogar die Halswirbelsäule und das Becken.

Spüre, wie alles weicher und wärmer wird und du den Rücken wieder gut in alle Richtungen bewegen kannst.

Verletzbarkeit schafft Nähe

Durch das Zeigen deiner Verletzbarkeit schaffst du aber auch Nähe. Unsere engsten Bezugspersonen sind wohl nur dadurch wirklich eng, weil wir sie in Situationen erlebt haben, in denen sie sehr fragil waren. Und sie uns. Wir haben uns vielleicht in einer Art und Weise gezeigt wie nur selten im Leben. Es erfordert großen Mut, sich mit einem zitternden Herzen zu zeigen. Befreundeten Personen gegenüber, dem Menschen gegenüber, mit dem wir in einer Beziehung leben, und gelegentlich vielleicht sogar vor einem größeren Publikum.

So wie eine meiner Lehrerinnen in der Oberstufe. Zu ihren herausragenden Eigenschaften gehörte eine sehr seltene natürliche Autorität. Von ihr habe ich gelernt, wie ein bloßes Dasein Autorität ausstrahlen kann, ohne Macht auszuüben. Sie wurde nie laut, hat keine Strafen verteilt. Wir haben an ihren Lippen gehangen und hätten fast alles für sie getan.

Sie hat sich aber auch als Mensch gezeigt. Vielleicht klingt es seltsam, aber sogar oder gerade ihre Verletzbarkeit hat ihr eine besondere Autorität verliehen. Dadurch wurde sie als Mensch für uns so groß.

Besonders in Erinnerung geblieben ist mir eine Unterrichtsstunde, in der sie sagte: „Manchmal steht man im Leben an einem Scheideweg und muss wählen. Gehe ich diesen oder den anderen Weg? Und nicht immer ist es eine leichte Wahl, denn der gewählte Weg führt auch Verlust und Verzicht mit sich. Könnt ihr euch etwas darunter vorstellen?"

Wir konnten uns mit 17 Jahren nichts darunter vorstellen. Unsere Zukunft lag damals als geradliniger, heller Weg vor uns – voller bunter Spielvarianten. Über Scheidewege dachten wir nicht nach. Erst recht nicht über Verzicht. Aber die Art und Weise, wie sie diese Frage stellte, blieb mir in Erinnerung. Bei meinem ersten ernst zu nehmenden Scheideweg dachte ich an sie.

Immer wieder war sie aufs Neue eine Suchende. In all ihren Themen und Reflexionen blieben immer Fragezeichen. Nie war sie ganz sicher. Nie hat sie es besser gewusst. Sogar vor den Schulklassen wagte sie eine tiefe und beeindruckende Ehrlichkeit, die große Authentizität zeigte. So hat sie ganze Generationen von Kindern und Jugendlichen nachhaltig geprägt, und wir sprechen immer noch über sie.

Winzlinge

In unserer Kindheit und Jugend gab es mit Sicherheit Personen, die die Macht hatten, uns sehr zu verletzen und zu verunsichern. Familienmitglieder, Lehrkräfte, Personen in der Nachbarschaft und nicht zuletzt auch andere Kinder. Manche Taten und Aussagen haben wahrscheinlich noch heute Macht über uns.

Spannend wird es, wenn man manche dieser Personen als erwachsener Mensch wiedertrifft. Vielleicht zum ersten Mal seit damals. Oder nach vielen Jahren.

Du hast sie vielleicht als fast übermächtig in Erinnerung. Und dann triffst du heute vielleicht auf langweilige, schwache, ignorante oder gar emotional etwas abgestumpfte Menschen. Von diesen Menschen hast du dich so kleinmachen lassen!

Vielleicht kannst du jetzt mit Wonne zurückgeben, was in Wirklichkeit zu ihnen gehört, weil es nicht mehr zu dir passt. Nicht im Sinne von Vorwürfen oder gar Aggressionen. Sondern vielleicht kannst du ihnen die blöden Bemerkungen, die dich so getroffen haben, innerlich im Stillen überreichen nach dem Motto: „Diese Worte kamen von dir, und ich will sie nicht länger in meinem Leben haben." Denn in Wirklichkeit ging es wohl recht wenig um deine Person. Die folgende Übung „Energie zurückholen" könnte dabei eine Hilfe sein.

Zum Nachdenken:

Was ist mittlerweile aus dir geworden? Wie stehst du heute als erwachsener Mensch da?

Auf wen triffst du „von früher"? Wie groß und machtvoll sind diese Menschen in Wirklichkeit?

♡ Energie zurückholen

Fühlst du dich im Moment gut mit Energie versorgt oder hast du den Eindruck, dass viel von deiner persönlichen Energie im Umgang mit anderen Menschen verloren gegangen ist oder gerade verloren geht?
Welche Personen beschäftigen dich ständig – real oder in Gedanken? Erscheint dir etwas davon nicht mehr stimmig? Dann probiere mal Folgendes aus:
Stelle dir vor, wie du an einem frischen Frühlingstag in den Wald gehst. Die Natur macht sich bereit für eine neue Wachstumsphase. Alles scheint möglich.

Du kommst nach einer Weile zu einer hellen Lichtung. Warte dort, bis du dich innerlich ruhig und entspannt fühlst. Suche dir dann einen abgebrochenen Zweig, denn du brauchst für den nächsten Schritt so etwas wie einen Stock.

Stelle dich stabil hin und ziehe jetzt mit dem Stock einen Kreis um dich herum, und zwar etwas kleiner als deine volle Armlänge.

Stelle dir anschließend eine Person in deinem Leben vor, die dich in irgendeiner Weise belastet hat oder noch tut, mit der du dich allzu viel innerlich beschäftigst. Lasse diese Person in deiner Vorstellung etwas außerhalb des Kreises stehen.

Mache gedanklich kleine Päckchen zurecht mit der Energie dieser Person, die sie dir einmal gegeben oder gar übergestülpt hat. Die Päckchen können sehr unterschiedliche Größen und Aussehen haben. Darin befinden sich vielleicht einzelne Sätze oder bestimmte Situationen.

Gib ihr jetzt nach und nach diese Päckchen. Genieße diesen Augenblick. Du hast ihr jetzt ihre eigene Energie, alles, was in ihren Worten und Taten war, zurückgegeben.

Im nächsten Schritt bittest du sie, dir deine persönliche Energie als Päckchen zurückzugeben. Das, was sie einmal von dir genommen hat und was ihr aber nicht dauerhaft gehören soll. Wiederhole diese Schritte des Hin- und Hergebens so lange, bis es sich ganz stimmig anfühlt.

In dieser Übung konzentrierst du dich erst einmal auf eine einzige Person. Aber natürlich kannst du die Übung später auch für andere Personen wiederholen.

Zum Schluss bedankst du dich für das Geschehene und gehst sehr bewusst aus dem Kreis heraus.

Ab in die Tonne!

Ein einziger Satz reicht manchmal aus, um den ganzen Tag zu ruinieren. Irgendjemand kommt mit einer blöden Bemerkung über dich oder etwas, was dir besonders wichtig ist. Den ganzen Tag beschäftigst du dich mit diesem Satz oder sogar noch länger.

Oft kommen diese abfälligen Sätze unterschwellig, sodass es kaum möglich ist, direkt darauf zu reagieren und erst recht nicht jetzt gleich. Auf klare Angriffe kann man eher kontern – zumindest, wenn sie nicht zu sehr verletzen. Aber dieser besondere Ton, das unpassende Wort ...

Wie reagiert man wirklich gut darauf? Zumal man schnell als „zu empfindlich" eingestuft wird, wenn man gleich Betroffenheit zeigt. Leider gelingt es aber nicht immer, einfach darüber hinwegzugehen oder es nicht so ernst zu nehmen.

Sabrina K. leitet eine große Krankenhausapotheke in Süddeutschland. Bei einer Routinekontrolle fällt ein schwerwiegender Fehler einer Mitarbeiterin in der Medikamentenherstellung auf. So entscheidend, dass eventuell das Leben des betroffenen Patienten in Gefahr gewesen wäre. Sabrina K. ruft die Mitarbeiterin zu sich und wählt einen schärferen Ton in ihrer Kritik, denn vor Kurzem war schon einmal etwas Ähnliches vorgekommen. Die Frau hört sich alles an und kann sich nicht wirklich gut verteidigen, denn sie hat ganz klar einen Fehler begangen. Aber es macht ihr natürlich viel aus, so klein dazustehen und zusammengestaucht zu werden. Beim Verlassen des Büros dreht sie sich noch einmal um, schaut ihre Chefin abfällig an und sagt: „Ihr Rock ist wirklich zu kurz für Ihr Alter."

Welche Frau unter uns kann nicht sofort nachvollziehen, wie ein solcher Satz mit Wucht trifft. Egal wie alt wir sind, egal wie unsere Figur aussieht, egal wie kurz der Rock nun wirklich ist.

Es war ein Schlag mit der ganz großen Keule. Natürlich ging es hier nicht um die Länge des Rocks. Es ging noch nicht einmal um die Person in dem Rock. Es war ein verzweifelter Versuch, den eigenen mehr als wackeligen Stand durch einen Gegenschlag zurückzugewinnen. Eine schlechte, aber sehr urinstinktive, menschliche Strategie.

In solchen Fällen ist es manchmal eine Hilfe, zu fragen, warum diese Person gerade eine solche Bemerkung von sich gibt. Welche Beweggründe könnten dahinterstecken?

Im „Museum für angewandte Kunst" in Köln hatte der Künstler Rolf Sachs eine sehr plastische „Antwort" darauf dargestellt. Er hatte bunte Mülltonnen beschriftet mit den Begriffen Neid, Bürokratie, Pingeligkeit, Spießigkeit, Sturheit, Schadenfreude und Intoleranz.

Die oben genannten Tonnen reichen meiner Meinung nach allerdings nicht aus. Weitere würden gut dazu passen: Missgunst, Ignoranz, Kleinlichkeit, Dummheit, Hartherzigkeit, Aggression, Angst, Inflexibilität ... Fehlt noch etwas?

Diese Tonnen sollten dazu einladen, verbale Kränkungen gleich in die Mülltonne zu schmeißen. Oder den besagten Satz gleich auf mehrere Tonnen zu verteilen, denn selten steckt nur ein einziger Beweggrund dahinter.

Für alle Kategorien gilt: Es hat oft nicht wirklich etwas mit einem selbst als Person zu tun, sondern mit dem, was der angreifende Mensch gerade nicht gut leben und was man selbst vielleicht zurzeit besser umsetzen oder ausleben kann. Vielleicht schaffen wir es, zu erkennen, was bei uns gerade so gut läuft oder uns so glücklich macht, dass es andere „kitzelt"? Und uns darüber zu freuen oder uns dafür zu würdigen, statt uns kleinmachen zu lassen? Oder zu erkennen, dass wir gerade für unser Gegenüber eine absolute Herausforderung sind. Was nicht immer bedeutet, dass wir anders sein sollten oder uns gar kleinmachen müssen.

Was triggert dich immer noch?

Aus den vielen großen und kleine Verwundungen gibt es eine hartnäckige Kategorie, die uns gern über viele Jahre oder gar ein Leben lang gefangen nimmt und uns an befreienden Taten oder sinnvollen Entwicklungen hindern kann. Die Autorin Caroline Myss nennt sie „hot ankers". „Anker", weil sie uns festhalten und am Weitersegeln hindern, und „hot", weil sie für uns immer noch brennend aktuell sind. Sie lösen automatisch und schon fast hypnotisch eine Reaktion in uns aus, lange bevor wir überhaupt darüber nachdenken können, was wir gerade machen und wie wir reagieren. In Sekundenschnelle bringen sie uns wieder zurück in die alte Rolle des Opfers, des kleinen Kindes oder was auch immer für uns die schwierige Situation war. So geraten wir immer wieder aufs Neue in eine ungute Erstarrung, in der wir uns für kurze oder längere Zeit sehr hilflos fühlen.

Zum Nachdenken:

Kennst du deine „hot ankers"?
Wie reagierst du, wenn sie wieder einmal getriggert werden?

Pia K. ist eine nach außen hin durchaus souveräne Frau. Aber nicht immer fühlt sie sich so:

„Immer wieder erlebte ich die Situation, dass jemand mir etwas Abfälliges sagte – egal ob privat oder auf der Arbeit – und ich nicht als eine selbstbewusste, erwachsene Frau darauf reagieren konnte. Ich geriet schnell in einen allzu vertrauten Zustand. Ich erlebte mich schlagartig wieder als ganz kleines Kind, das mal wieder nicht gut genug, nicht ‚richtig‘ war. Es traf jedes Mal tief ins Herz. Jahrelang versuchte ich, rational dagegen anzugehen. Sagte mir, dass ich doch jetzt erwachsen sei und anders damit umgehen müsse. Bestimmt hätten die Leute es auch nicht so brutal gemeint usw. Das hat aber nicht wirklich funktioniert.

Dann entdeckte ich in einer Coachingsitzung, wie ich das kleine Kind, das ich einmal war, immer noch tief im Herzen trug. Ich lernte, bei neuen Angriffen das innere Kind in meine Arme zu nehmen und sanft zu wiegen. Und ihm leise zuzuflüstern, dass alles gut wird, dass es gut genug ist und genau richtig so. Ich habe das Kind mit Liebe und Fürsorge überhäuft, bis es sich langsam beruhigt hat. Erst dann habe ich es wieder aus meinen Armen gehen lassen. Und siehe da: Durch das Annehmen des alten Schmerzes konnten die belastenden Sätze zunehmend schneller verblassen, und ich konnte mit der Zeit etwas adäquater reagieren."

Alte Gefühle gehen lassen

Feindschaft bis über den Tod hinaus

Auf meiner norwegischen Heimatinsel steht ein kleines einfaches Fischerhaus. Hier lebten Familien, die jahrzehntelang, ja sogar jahrhundertelang in dieser rauen Landschaft um ihr Auskommen und Überleben gekämpft hatten. Die aber nicht immer in Frieden, sondern auch in Konflikten und Streit miteinander gelebt hatten. Wer mit wem und warum? Wir würden es kaum noch wissen, wenn einer der Besitzer nicht vor fast 100 Jahren ins Grundbuch hätte eintragen lassen: „Dieses Haus darf nie in den Besitz der Familie Thorvaldsen gelangen."

Heute stehen die Nachkommen der zerstrittenen Familien fast belustigt und auf jeden Fall verständnislos vor einem solchen Satz. Er ist gänzlich absurd geworden.

Vergeben ist nicht vergessen

Konflikte sind da. Sie sind sogar wichtig. Verletzungen schaffen Wunden. Auch diese sind manchmal wichtig. Natürlich ist es vollkommen in Ordnung, in einer aktuellen Situation verletzt und wütend zu sein. Wenn dieser Zustand aber zu lange Zeit andauert, fügen wir uns selbst Schaden zu, weil wir uns nicht erlauben, aus den dunklen Gefühlen herauszugehen. Das bedeutet aber nicht, dass wir die Taten aus der Vergangenheit gut finden müssen. Auch bedeutet es nicht, mit allen Menschen weiterhin zu tun haben zu wollen, sondern lediglich, dass wir so weit wie möglich belastende Gefühle wie Groll oder Vorwurf aus unserem Leben verabschieden.

Wenn du aktuell eine solche Situation hast, kannst du vielleicht ein Zeichen setzen. Vielleicht nur ein klitzekleines, um den Krieg zu beenden. Es muss ja keine Freundschaft werden, vielleicht nur ein wohlwollender Waffenstillstand.

Oder kannst du gar ein Gesprächsangebot machen? Auch wenn es nicht angenommen wird, bist du aus dem Konflikt ausgestiegen und lebst weiter mit dem Gefühl, dass du es wenigstens versucht hast.

Ich weiß, es ist nicht leicht. Alte Verletzungen sitzen tief. Es ist noch viel Groll da. Aber jemand muss zuerst aus dem Krieg aussteigen, und sei es für sich selbst, um für sich selbst Frieden zu gewinnen.

Es muss nicht immer eine direkte, persönliche Begegnung sein. Das ist nicht immer möglich und auch nicht immer sinnvoll. Aber auch eine offenherzige Begegnung in Gedanken oder eine Versöhnungsgeste von einer Seite kann etwas verändern.

Du löst dich dadurch, dass du verzeihst. Du weißt weiterhin um das Unrecht, aber du kannst es stehen lassen und dich nicht länger davon beherrschen lassen. Du weißt auch um die anderen, guten Erlebnisse mit diesen Menschen und bist dankbar dafür.

Vergebung ändert nicht die Vergangenheit, aber die Zukunft.

Vergebung beschenkt nicht nur diejenigen, die uns gekränkt haben, es beschenkt auch uns, weil wir die unguten Gefühle hinter uns lassen können.

In den Thesen der Luxemburger Kommission „Justitia et pax" gibt es dazu einige gute Anregungen:

10 Thesen zur Vergebung

1. Vergebung kann ein langer Prozess sein.
2. Vergebung ist nicht von einem Geständnis abhängig.
3. Vergebung erfordert keine übereinstimmende Auffassung von der Vergangenheit.
4. Vergebung bedeutet, mein Recht auf Rache loszulassen.
5. Vergebung bedeutet nicht vergessen.
6. Vergebung bedeutet, das Unrecht nicht immer wieder zur Sprache zu bringen.
7. Vergebung bedeutet nicht, das Verhalten einer anderen Person zu entschuldigen.
8. Vergebung bedarf vorab einer Entscheidung.
9. Vergebung bedeutet nicht unbedingt, erneut zu vertrauen.
10. Vergebung ist Voraussetzung für Neuanfang.

Zum Nachdenken:

Ist dir etwas in deinem Leben geschehen, wofür du jemandem noch nicht vergeben hast?
Schaue dir den Menschen an, der dir etwas angetan hat. Versuche dabei, so klar und objektiv wie möglich zu sein, ihn dabei nicht gleich zu verurteilen, sondern nur hinzuschauen. Wen siehst du? Was war seine Motivation, dir unrecht zu tun? Welche Gefühle hatte dieser Mensch? Was steckte dahinter? Angst, Verlust, Neid?
Was würdest du selbst gewinnen, wenn dieser Konflikt besänftigt oder gar beseitigt werden könnte?

Menschen, die Sterbende begleiten, stellen wiederholt fest, dass nur vier Sätze wirklich von Bedeutung sind, wenn ein Leben zu Ende geht.

Vergib mir.
Ich vergebe dir.
Danke.
Ich liebe dich.

Deine Rolle in der Geschichte anderer

Wir können meist sofort sagen, wer uns etwas angetan hat, wann es geschah und woraus diese Schandtat bestand. Aber drehen wir den Spieß einmal um.

Was ist *deine* Geschichte im Leben der anderen? Was hast du anderen einmal angetan und womit müssen andere klarkommen, weil du bestimmte Dinge getan oder gesagt hast – oder eben nicht getan oder nicht gesagt hast?

Oft erfahren wir es ja noch nicht einmal, weil diese Menschen nicht mit uns darüber reden (wollen), sich nicht trauen oder selbst versuchen, es wegzuschieben.

Natürlich sollen wir diese Taten nicht suchen gehen, sondern uns lediglich bewusst sein, dass auch wir vielleicht gelegentlich eine ungute Wirkung auf andere haben oder hatten.

Zum Nachdenken:

Wenn du genau weißt, welche Situationen es waren, kannst du dich vielleicht fragen, warum es notwendig war, so zu reagieren? Vielleicht konntest du einfach nicht anders? Vielleicht hast du aus Schmerz oder Angst so reagiert?

Kannst du dennoch heute eine Geste der Entschuldigung zeigen oder eine Erklärung geben?

Vielleicht magst du dich fragen, was du wohl heute in der gleichen Situation tun würdest?

Sich selbst vergeben

Bei all den Aufforderungen, anderen Menschen zu vergeben, vergessen wir meist etwas Essenzielles: nämlich uns selbst zu vergeben für all das, was wir nicht so gut wie gehofft geschafft haben, wo wir andere enttäuscht oder verletzt haben – überhaupt für unsere Unzulänglichkeiten. „Liebe deinen nächsten wie dich selbst" heißt es ja, also müsste es auch heißen: „Vergib deinem Nächsten wie dir selbst." Denn die ewigen Selbstvorwürfe schaden nicht nur unserem Geist und unserem Herzen, sondern können sogar körperliche Auswirkungen haben, denn es ist eine permanente Stressbelastung. Es ist fast so, als würden wir ununterbrochen einen leisen Krieg mit uns selbst führen.

Was wir andauernd bekämpfen, ziehen wir außerdem gleichzeitig an, weil wir dem so viel Aufmerksamkeit schenken. So ist es ein doppelter Teufelskreis.

♡ *Herzensbitte*

Gib mir heute die Stärke, mein Herz nicht zu verschließen, wenn Menschen mich und andere schlecht behandeln. Wenn sie Härte und Gnadenlosigkeit zeigen, keine Rücksicht nehmen und ihre selbstzentrierten Bedürfnisse an erste Stelle setzen.
Gib mir dennoch die Stärke, wenigstens für einen kurzen Moment auch ihre Not zu sehen.
Gib mir aber auch die Kraft und den Mut, ihnen dort, wo es notwendig ist, Grenzen zu setzen. Damit das Gute im Men-

schen wachsen darf. Damit die Dunkelheit für einen Augen-
blick weniger Platz findet.
Gib mir die Stärke, nicht selbst diejenige zu sein, die anderen
das Leben schwer macht.

Abschied nehmen

Manchmal sind wir traurig oder gar etwas verstört, weil wir unterschwellig ahnen oder wissen, dass sich Menschen aus unserem Leben verabschieden. Ob wir es wollen oder nicht. Beziehungen lösen sich, Freundschaften gehen zu Ende, Umgangskreise verändern sich. Vielleicht haben wir uns unterschiedlich weiterentwickelt, die Interessen sind nicht mehr die gleichen oder wir stehen uns einfach nicht mehr so nah wie in einer früheren Lebensphase.

Häufig wollen wir es aber lieber nicht wahrhaben. Wir tun alles, um zu übersehen, dass diese Verbindung schon längst am Ende ist. Dabei sind die Zeichen oft mehr als deutlich. Gemeinsame Termine lassen sich nicht mehr so leicht finden, das Schweigen nimmt deutlich mehr Raum ein, manche Begegnungen kommen einem eher etwas langatmig oder gar langweilig vor, und wir gehen danach vielleicht mit einem Gefühl der Leere nach Hause.

Es ist schwer, Menschen gehen zu lassen. Wenn wir sie aber in unserem Leben festhalten, kann es sein, dass wir sie daran hindern, ihren ganz eigenen Weg frei weiterzugehen. Den Weg, den sie für sich gehen müssen, um wachsen und reifen zu können.

Dennoch dürfen wir natürlich trauern um Beziehungen, die zu Ende sind. Gleichzeitig sollten wir aber auch dankbar sein dafür, dass wir diesen Menschen begegnet sind und eine wertvolle Zeit mit ihnen verbracht haben.

Wenn ich erkenne, wo in meinem Leben gerade ein Abschied ansteht, und es irgendwann schaffe, diesen Abschied aus ganzem Herzen anzunehmen, kann es sogar sein, dass ich mich auf das Neue freuen kann, wofür jetzt in meinem Leben Platz frei geworden ist.

Zum Nachdenken:

Welche Menschen trägst du noch in deinem Herzen, obwohl eure Beziehung eigentlich zu Ende ist?

Ein gutes Ende finden

Wenn Beziehungen aber wirklich am Ende angekommen sind, lohnt es sich, sie durch eine Geste oder gar ein Ritual bewusst zu beenden. Sonst neigen sie dazu, abgerissene Beziehungsfäden zu hinterlassen, die nicht gut heilen können. Ein klar definierter Schnitt ermöglicht hingegen mit etwas Zeit eine bessere Heilung der gekappten Verbindung. Ein klares Ende gibt uns außerdem die Möglichkeit, bewusster und leichter in etwas Neues hineinzugehen.

Manche Freundschaften oder Beziehungen zerwuseln regelrecht. Sie gehen zu Ende, ohne dass ein klares Ende da ist. Manchmal ist es dann einfach so, und es fühlt sich ganz okay an. Aber in einigen Verbindungen bleibt etwas in der Luft hängen. Es ist nicht unbedingt ein Konflikt, der noch geklärt werden will. Vielleicht noch nicht mal das Bedürfnis nach einem weiteren Gespräch. Oft fehlt nur etwas ganz Kleines, um einen Menschen gut gehen lassen zu können. Ein Wort, eine Geste …

Mit Mirjam war ich lange eng befreundet. Wir sind zusammen durch Krisen und Freuden gegangen und haben uns gegenseitig tief in das sehr persönliche Leben mithineingenommen. Dann änderten sich schleichend unsere Lebensschwerpunkte. Es wurde immer schwieriger, sich zu treffen. Auch die Telefonate wurden seltener und oberflächlicher. Eine Weile habe ich mich noch um eine neue gemeinsame Ebene bemüht, musste dann aber einsehen, dass wir schon längst an einer der vielen Weggabelungen auseinandergegangen waren. So brach der Kontakt irgendwann ganz ab. In mir blieb aber eine kleine Trauer, die ich nicht so ganz verstanden habe, da unsere Freundschaft ja mittlerweile schon so lange zurücklag.

Irgendwann habe ich dann tief in mir nachgeforscht, was mir eigentlich fehlt, um sie besser loszulassen. Dabei habe ich entdeckt, dass eine kleine Geste genügen würde als Zeichen dafür, dass sie auch manchmal an mich und unsere gemeinsame Zeit denkt, ja, dass diese Zeit auch für sie wertvoll war. Da es mir aber seltsam vorkam, deshalb wieder Kontakt aufzunehmen, habe ich den Spieß umgedreht und ihr das geschenkt, was ich für mich gebraucht

hätte. *Eine Postkarte mit den Worten, dass sich unsere Lebens-*
wege jetzt so weit auseinander manövriert haben, sie aber wissen
soll, dass ich manchmal an sie und unsere gemeinsame Zeit denke.
Keine Einladung zu einem Treffen oder Telefonat. Kein Vorwurf.
Keine Aufforderung.

Was hat es geändert? Ich fühlte mich anschließend tatsächlich
besser und konnte sie eher in einem Gefühl der Wertschätzung
lassen. Dann rief sie einige Zeit später tatsächlich an. Wir hatten
ein langes und warmherziges Gespräch miteinander und haben
viele gemeinsame Erlebnisse noch einmal lebendig werden lassen.
Danach war es aber auch klar, dass der Kontakt nicht weitergehen
würde. Meine Trauer war aber weg.

Ungute Beziehungen beenden

Das Gift einer Beziehung

Carola hatte vor vielen Jahren eine sehr enge Freundin. Bei aller
Gemeinsamkeit und Zuneigung schlich sich aber immer wieder ein
vergiftendes Element in diese Beziehung ein. Denn Carolas Freun-
din Tanja war sehr konkurrenzorientiert und musste – warum
auch immer – stets das Gefühl haben, besser zu sein. In ihrem Um-
feld war sie es schon lange gewohnt, viel Aufmerksamkeit und Lob
zu bekommen und eben genau dieses Stückchen besser zu sein oder
sich wenigstens so zu fühlen. Carola selbst fühlte sich hingegen oft
klein und unsicher und sprach dadurch auch auf dieses besondere
Gift an. Beide besuchten damals eine Coachingausbildung, und
auf einem solchen Weg folgen zwangsläufig viele innere und äu-
ßere Entwicklungsschritte. Was natürlich gewollt und in Ordnung
ist. Aber sobald Carola in der Gruppe besonders hervorgehoben
wurde – weil sie z. B. etwas besonders stimmig ausgedrückt oder
Lerninhalte gut umgesetzt hatte –, wurde Tanja leicht panisch und
konnte so manches Mal regelrecht verbal zuschlagen, um Carola

wieder passend kleinzumachen. Das führte dazu, dass Carola oft sogar versuchte, in der Gruppe nicht aufzufallen, und so manche Verständnis- und Erkenntnisschritte regelrecht unter dem Teppich hielt. Denn sie hing an dieser Freundschaft und wollte alles tun, um sie zu behalten.

Gelegentlich versuchte sie, mit Tanja darüber zu sprechen. Denn wenn das Thema offen zwischen ihnen hätte besprochen werden können, hätten sie es gemeinsam auflösen können. Aber Tanja konnte noch nicht einmal im Geringsten zugeben, dass sie ein Problem mit Konkurrenz hatte. Und so verteilte sich das Gift über Jahre in alle Fasern ihrer Beziehung. Irgendwann wurde es Carola klar, dass sie sich aus dieser Freundschaft lösen musste, wenn sie auch nur eine kleine Chance auf eine freie Entwicklung ihrer Fähigkeiten haben wollte.

Aber nicht nur Konkurrenz ist ein Beziehungsgift. Machtgehabe, Gewalt, das Bedürfnis, die oder den anderen kleinmachen zu müssen, Respektlosigkeit, Ignoranz und fehlende Wertschätzung sind weitere toxische Bestandteile. Ich bin sicher, du kannst diese Auflistung mit deinen persönlichen Erfahrungen ergänzen.

Grenzen der Berührbarkeit

Immer wieder stoßen wir auf Menschen, die wir – vielleicht trotz großer Bemühungen – nicht auf einer herzlichen Ebene erreichen können. Die uns einfach nicht mögen oder denen man es nie recht machen kann. Die immer etwas finden, worüber sie sich beschweren können, und die dir immer das Gefühl vermitteln, du seist einfach nicht richtig oder gut genug.

Sei es eine Kollegin, ein Familienangehöriger, Bekannter oder eine Person aus der Nachbarschaft.

Irgendwann sind wir – vorerst – an unseren Grenzen. Irgendwann sind wir oft genug mit einer freundlichen Geste an sie herangetreten und haben uns um eine andere Ebene des Umgangs bemüht. Es kommt nicht an. Zumindest nicht sichtbar oder spürbar.

Manche Kontakte müssen dann gemieden oder vielleicht wenigstens reduziert werden. Wenn das nicht möglich sein sollte, müssen wir eventuell Maßnahmen treffen, um uns zu schützen.

Bevor du aber ganz aufgibst, kannst du einige andere Wege ausprobieren.

♡ Herzensbrücke

Wenn es dir bei bestimmten Menschen schwerfällt, eine positive Herzensenergie auszustrahlen, kann es eine Hilfe sein, dir vorzustellen, dass du eine geliebte und angenehme Person in einem Abstand von einigen Metern vor dir stehen hast. Dein Herz öffnet sich für diese Person, und du spürst eure warme und intensive Verbindung. Gönne dir etwas Zeit dafür, bis es wirklich ganz leicht geht.

Dann stellst du dir vor, dass du die schwierige Person genau zwischen euch stellst, sodass sie ununterbrochen von eurer Herzensverbindung umspült wird.
Du musst nichts weiter tun, als weiterhin mit der angenehmen Person in einer guten Verbindung zu bleiben. Auch hier

genügen wenige Minuten. Aber du wirst selbst spüren, wann es für heute reicht.

Auch wenn wir nicht wissen, was dabei genau passiert, bin ich sicher, dass es der Person, die hinzugenommen wurde, in irgendeiner Form guttut. Probiere es aus.

♡ Über die aktuellen Probleme hinaussehen

Wenn es eine Person gibt, mit der du gerade scheinbar un-überwindbare Probleme hast, kannst du folgende Übung aus-probieren:

Lasse diese Person in etwas Abstand vor deinem inneren Auge erscheinen.

Bitte dann diese Person, mit dir gedanklich an einen Ort zu gehen, an dem eure persönliche Geschichte miteinander keine Rolle mehr spielt. Stelle dir vor, es wäre tatsächlich möglich, einen solchen Ort zu finden, an den ihr euch auch ganz leicht hinbewegen könntet.

Dort steht ihr euch jetzt gegenüber und habt die Möglichkeit, einen weniger belasteten Blick aufeinander zu werfen.

Wen siehst du jetzt vor dir? Siehst du vielleicht die tiefere Persönlichkeit deines Gegenübers, die Ängste, die Lebensge-schichte?

Was kannst du dieser Person auf dieser Ebene sagen oder zei-gen?

Bitte aber auch diese Person, einmal einen anderen Blick auf dich zu werfen. Und spüre, wie es sich für dich anfühlt, wenn es geschieht.

Lasse diese Situation so lange weitergehen, wie du es brauchst und wie es dir guttut.

Danach könnt ihr wieder auseinandergehen – du zurück in deine Welt und die andere Person in ihre.

Beispiele für schwierige Personentypen

Nicht nur die „offensichtlich" schwierigen Menschen gehören in diese Kategorie. Manche Personentypen haben sich regelrechte Tarnungen zugelegt.

Zauberhafte Wesen können trügen

Manche Personen sind einfach bezaubernd. Sie sind charismatische Menschen, die sofort einzelne Personen oder gar große Gruppen für sich einnehmen können. Die Herzen fliegen ihnen zu, und scheinbar alle wollen in ihrer Nähe sein.

Wenn es sich wirklich um Menschen mit einem außergewöhnlich großen Herzen handeln sollte, spricht natürlich nichts dagegen.

Oft jedoch findet man bei näherem Hinschauen eher sehr bedürftige Zauberwesen. Menschen, die so sehr für sich selbst Aufmerksamkeit und Liebe brauchen, dass sie unwahrscheinlich geschickt mit Menschen umgehen, damit sie ebendies bekommen. Vordergründig gehen sie auf ihre Mitmenschen ein und schenken ihnen Aufmerksamkeit, aber nur so lange, wie sie selbst dafür auch Aufmerksamkeit und Liebe als Gegenleistung bekommen. Ich möchte fast sagen, sie sind geradezu süchtig danach.

Es ist recht schwer, ihnen auf die Schliche zu kommen, denn vordergründig ist alles sehr anziehend. Meistens merkt man erst, worum es sich handelt, wenn es um wirkliche Treue geht. Wenn sie herausgefordert werden, wirklich da zu sein, wenn jemand in Not gerät. Wenn es darum geht, auch mal etwas Selbstloses zu tun oder etwas, was im Stillen geschieht oder gar anonym. Denn dann sind sie meist nicht mehr da.

Ihre Herzlichkeit war ein reines Scheinbild.

Zuckerbrot und Peitsche

Hier sprechen wir von einer besonders vertrackten Variante der schwierigen Menschen – ich nenne sie auch gern die „Schrumpfer".

Das sind Menschen, die nur überleben können, indem sie andere kleinmachen. Dabei sind sie sehr geschickt. Sie machen zuerst den Eindruck, sie seien dein Freund oder deine Freundin. Dann – aus heiterem Himmel – bist du schuld an irgendeinem Problem oder hast irgendetwas falsch gemacht. Und zwar nicht einfach so. Nein, deine ganze Persönlichkeit ist voller Fehler.

Aber du bekommst eine weitere Chance. Die „Schrumpfer" sind nämlich auch sehr freundlich, sprechen Lob aus, sind hilfsbereit – um dann wieder plötzlich zuzuschlagen. Oft aber verpackt in Sätzen wie „Ich will dich ja nicht verletzen, aber ...". Gerade diese Wechselbäder machen ganz kirre, denn du weißt nie, woran du bist – die „Schrumpfer" sind doch wichtige Menschen in deinem Leben. Sie halten doch viel von dir, also nimmst du die Kritik durchaus ernst und prüfst zuallererst deine eigene Persönlichkeit. Denn wir haben ja alle unsere Zweifel und Unsicherheiten.

Natürlich gibt es auch in „normalen" Beziehungen ähnliche Situationen. Wie also erkennen, ob es sich um einen alltäglichen Konflikt handelt oder ob du es mit dem Personentyp „Schrumpfer" zu tun hast?

„Schrumpfer" sind nie (auch mal) schuld an einem Problem. Es sind immer die anderen, die leider nicht perfekt genug für ein Leben an ihrer Seite, in ihrer Firma, in ihrem privaten Umfeld sind. Gern kränken sie andere auch in der Öffentlichkeit, vor gemeinsamen befreundeten Menschen, in beruflichen Situationen. Aber sie geben ihnen immer eine neue Chance.

Durch diese Mischung aus Freundlichkeit und Kritik schaffen sie eine regelrechte Abhängigkeit, denn das Verhältnis ist nie nur negativ, und wir geben nicht gern Beziehungen auf, die auch gute und wichtige Seiten haben. Solche Menschen sind nicht nur Vorgesetzte oder andere Autoritätspersonen, sie befinden sich auch im befreundeten Umfeld oder gar in der Familie.

Frage dich deshalb bei wiederkehrenden Konflikten immer, ob du wirklich schuld an der aktuellen Situation bist oder es gerade um ganz etwas anderes geht. Sei auf der Hut: „Schrumpfer" kennen unendlich viele und gute Tarnmöglichkeiten. Es geht für sie um Leben und Tod, denn sie brauchen diese Macht, um weiter zu existieren. Deshalb wirst du „Schrumpfer" meistens nicht wirklich dauerhaft verändern können. Manchmal besteht die letzte Lösung darin, diese Menschen aus dem persönlichen Umfeld zu verbannen.

Vergebliche Liebe

Gelegentlich öffnest du dein Herz und wirst abgewiesen. Wir kennen es alle vom Verliebtsein in einen Menschen, der diese Liebe nicht erwidert. Hoffentlich ist das Gefühl nur von kurzer Dauer, bevor wir uns im Leben weiterbewegen.

Es kann aber auch in ganz anderen Situationen stattfinden. Wenn du Menschen liebst, die vor deinen Augen in ihre eigene Welt verschwinden. Die du mit deiner Liebe immer weniger erreichen kannst – weil sie in Depressionen, Demenz oder andere psychische Störungen hineingleiten. Sie sind als körperliche Menschen noch in deinem Leben, aber du erreichst sie emotional nicht. Du bist noch Tochter oder Sohn, Partnerin oder Partner, Freundin oder Freund – und der Mensch, den es einmal in deinem Leben gab, gibt es zunehmend nicht mehr.

Manchmal tritt die Situation auch ein, wenn Menschen aus anderen Gründen aus unserem Leben gehen. Nicht immer sind es Menschen, mit denen wir in einer Partnerschaft leben, sondern häufig auch befreundete Personen oder ganze Kreise von befreundeten Menschen, die nach einer Veränderung, beispielsweise nach einer Scheidung, aus Loyalität zu der ehemaligen Partnerin oder dem ehemaligen Partner meinen, sich von uns lösen zu müssen.

In solchen Situationen kannst du deine Liebe aber nicht einfach abschalten. Du kannst nicht leicht ohne diese Menschen weitergehen, aber auch nicht wirklich mit ihnen. So bleibt dir nichts anderes übrig, als eine Entwicklung über Wochen und Monate abzuwarten, eine unabänderliche Trennung sozusagen scheibchenweise zu vollziehen und zu verarbeiten.

Wo sind deine Leute? Das Bedürfnis nach Gemeinschaft und Zugehörigkeit

Vielleicht hast du über lange Zeit versucht, zu einer bestimmten Gruppe zu gehören. Ob es nun eine Familie, ein Kreis befreundeter Personen oder eine berufliche Gemeinschaft war. Aber was auch immer du getan hast, um von ihnen gesehen und geschätzt zu werden, so ganz bist du nie in diese Gruppe hineingekommen.

Irgendetwas stimmte nicht. Vielleicht wurdest du ständig übergangen oder nicht wirklich gehört. Vielleicht fühltest du dich nicht so ganz willkommen. Dennoch gab es äußere oder innere Gründe, dazugehören zu wollen. Auch wenn du vielleicht schon lange gespürt hattest, dass du hier nicht wirklich dazugehörst, hattest du eventuell die Sorge, ohne diese Menschen sehr allein zu sein. Oder du konntest noch nicht erkennen, welche anderen Gruppen oder Gemeinschaften für dich besser sein könnten.

Viele von uns bemühen sich jahrelang wiederholt um eine solche Zugehörigkeit. Aber irgendwann müssen wir uns die Frage stellen: Sind es wirklich meine Leute? Komme ich eventuell hier nie richtig an, weil es einfach nicht meine Gemeinschaft ist? Vielleicht liegt es nicht daran, dass mit mir etwas nicht stimmt, dass ich mich nicht genug bemühe oder irgendetwas ganz anders machen müsste. Vielleicht sind es keine Zufälle, dass so viele seltsame Situationen entstehen und ich ständig ein ungutes Gefühl habe.

Wie finde ich heraus, ob es einfach nicht meine Leute sind?

Einige Anzeichen, dass dein Platz nicht hier ist, können einige der folgenden Elemente sein: Du verlässt gemeinsame Treffen eher traurig und vielleicht sogar aufgewühlt. Sie haben dir nicht wirklich zugehört. Du hast eventuell gar das Gefühl, nach dem Zusammensein innerlich wie ausgehungert zu sein, weil die Gespräche und Gesten dich nicht gut genährt haben. Du bist nicht sicher, ob sie dich vermissen würden, wenn du nicht mehr dabei wärst. Es gibt öfter Bemerkungen, die dich kränken. Es fehlen Dankesgesten, wenn du etwas für die anderen tust.

Sind deine Leute vielleicht ganz woanders? Und wenn ja, wie findest du sie?

Interessanterweise ist die Wahrscheinlichkeit größer, deine Leute zu finden, wenn du es schaffst, die Kreise zu verlassen, zu denen du doch nicht gehörst. Erst dann bist du wirklich offen und frei für neue Kontakte. Achte darauf, welche

Themen und Menschen dich wirklich „locken" und anziehen. Wo du gern hingehst. Mit wem du gern redest und worüber. Gibt es Gemeinsamkeiten zwischen diesen Menschen und Gruppen?

Gönne dir aber etwas Zeit. Neue Freundschaften und Bindungen entstehen nicht über Nacht. Mit der Zeit lernst du aber, schneller zu erkennen, ob du hier richtig bist oder ob du weitersuchen solltest.

Zeugen deines Lebens

Es gibt ganz besondere Menschen, die dich über viele Jahre oder gar ein Leben lang begleitet haben. Menschen, die in entscheidenden Lebensphasen oder Lebenskrisen ein wichtiger Teil deines Lebens waren. Die deine Ängste und deine Trauer miterlebt haben. Die deine Herausforderungen gesehen, aber auch deine Freuden mit dir geteilt haben. Die wissen, wie du vorher und nachher warst.

Diese Menschen sind die Zeugen deines Lebens. Das ist eine besonders wichtige und sensible Rolle. Wenn diese Zeugen aus deinem Leben gehen, ist es besonders schmerzhaft.

Wenn du sie auf natürlichem Wege verlierst, wenn sie aus Altersgründen oder nach langer Krankheit sterben, ist es sehr traurig, und der innere Abschied kann lange dauern.

Wenn du aber mitten im gemeinsamen Leben plötzlich von ihnen verlassen wirst, wenn tiefe Freundschaften auseinanderbrechen oder Liebesbeziehungen beendet werden, kann es sich anfühlen wie ein Verrat. Denn du hast mehr als eine Freundin oder einen Partner verloren. Du hast einen Zeugen deines Lebens verloren, der weiterhin in deinem Umfeld lebt, sich aber weigert, weiterhin dein Zeuge zu sein. Somit bekommt seine Rolle als Zeuge rückwirkend einen etwas schalen Nachgeschmack.

Zeugen „wachsen" nur bedingt nach. Klar gehst du neue Beziehungen und Freundschaften ein. Aber bestimmte Jahre, Zeiten und Lebensphasen sind vorbei und lassen sich nicht wiederholen.

Zum Nachdenken:

Wer ist heute Zeuge deines Lebens?

Welche Zeugen hast du verloren und warum? Hast du sie gut verabschieden können?

Für wen bist du Zeuge? Bist du dir der Wichtigkeit deiner Rolle bewusst?

Abschiedsschritte

Was kannst du aber tun, wenn es jetzt so ist, dass ein Abschied ansteht?

Versuche zuerst, die Tatsache zu akzeptieren, dass du einen Verlust erlitten hast und dass es schmerzt.

Versuche dann, zu erahnen, wie es den anderen Menschen in dieser Situation gerade geht, in welchen Konflikten sie stecken und warum sie sich in dieser Weise entschieden haben.

Wenn du diejenige bist, die gegangen ist, kannst du vielleicht feststellen und wertschätzen, dass deine Entscheidung für deinen Weg richtig war. Du bist dir treu geblieben.

Bitte um Hilfe, dein Herz gegenüber den anderen Menschen nicht hart werden zu lassen, sondern Mitgefühl für ihre Not zu haben. Ihnen vielleicht gar stückchenweise vergeben zu können, wenn sie eure Verbindung aus Loyalität, Angst oder Gehorsam „geopfert" haben.

Sei dir bewusst, dass diese Schritte nicht nur einmal gegangen werden müssen, sondern Teile davon in neuen Lebenssituationen immer wieder neu anklopfen und neu betrachtet werden wollen.

Rituale für einen bewussten Abschied

In unserer Gesellschaft fehlen ganz viele Übergangsriten, obwohl sie manchmal eine große Hilfe sein können für das Loslassen des Alten und für einen Neubeginn. Denn wir können erst dann wirklich gut in etwas verlockendes oder notwendig gewordenes Neues hineingehen, wenn wir das Alte bewusst verabschiedet haben.

Wir zelebrieren beispielsweise gemeinsam große Hochzeiten. Den schweren Schritt einer Trennung macht man in der

Regel aber allein. Bei getrennten Paaren fällt es im besonderen Maße auf, dass sie nicht wirklich den Weg in ein gutes neues Leben gehen können, bevor sie das alte gemeinsame Leben wirklich abgeschlossen haben. Das ist mit dem Faktum einer Trennung nicht unbedingt getan. Solange noch viel Groll, Kränkung und Vorwürfe vorhanden sind, ist die Verbindung stark.

Auch andere Lebensphasen können bewusst verabschiedet werden. Der Übergang von einer intensiven Familienzeit als Vater oder Mutter zu einer Zeit ohne Kinder im Haus (und umgekehrt natürlich auch für das erwachsen werdende Kind), der Schritt aus der Ausbildung in den Beruf oder vom Arbeitsleben in die Rente etc. Auch ein Wohnortswechsel, Wohnungsumzug, neuer Beruf und so vieles mehr können stimmig „begangen" werden.

In den folgenden Übungen werden einige mögliche Abschiedsrituale beschrieben.

Abschiedsritual 1

Sorge für eine ungestörte Zeit. Setze dich mit einem Blatt Papier und einem Stift in Ruhe hin. Falls du dich von einem Menschen verabschiedest, erinnere dich an die Stationen eures gemeinsamen Lebens und schreibe diese stichwortartig auf. Tauche dabei für einen kurzen Moment in die Gefühle ein, die du an diesen Lebensstationen hattest.
Schreibe dann auf, wofür du diesem Menschen dankbar bist. Wann war dieser Mensch für dich da, was hat er gesehen oder getan? Was hat euch eng miteinander verbunden? Welche For-

175

mulierung du auch wählst, sorge dafür, dass in deinen Sätzen eine Wertschätzung für die vergangene gemeinsame Zeit ist. Nimm dir ausreichend Zeit dafür.

Dann verabschiede diesen Menschen ganz bewusst aus deinem Leben. Manchmal ist es sinnvoll, es für dich wirklich auszusprechen, dass du ihn jetzt gehen lässt. Vielleicht kannst du dir sogar anschließend vorstellen, wie er oder sie immer weiter eine lange Landstraße hinuntergeht, zunehmend kleiner wird und irgendwann hinter einer Kurve für dich nicht mehr sichtbar ist.

Erlaube dir, dass dieser Schritt auch von Trauer begleitet sein darf. Es ist dennoch ein Abschied.

Abschiedsritual 2

Suche eine Stelle, vielleicht in der Natur, an der du wirklich ungestört bist. Sprich für dich selbst sehr deutlich aus, wovon du dich verabschieden möchtest. Von einer bestimmten Person, von einer Lebensphase ...

Dann suche ein Symbol für diese Person oder diese Lebensphase – einen Zweig, einen Stein, einen anderen Gegenstand, vielleicht ein Wort, auf einem Stück Papier geschrieben.

Denke für einen Moment an all das Gute, was dich mit dieser Person oder dieser Zeit verbunden hat. Bedanke dich dafür, dass diese Erlebnisse möglich waren.

Dann nimm deinen symbolischen Gegenstand in die Hand. Sprich deutlich aus, dass diese gemeinsame Zeit zu Ende ist, und lege den Gegenstand sehr bewusst an eine ganz andere

Stelle. Vielleicht magst du Sätze aussprechen wie: „Die Zeit ist jetzt anders geworden. Unsere Verbindung ist nicht mehr dieselbe. Du bist noch vorhanden, aber nicht mehr mit dem alten Stellenwert oder der alten Rolle, die du für mich hattest." Verabschiede dich von dem Gegenstand, gehe bewusst einige Schritte davon weg und drehe dich um, wenn du den Ort verlässt.

Gefühle verabschieden

Seit Jahrzehnten hat Renate schon keinen Kontakt mehr zu ihrer jüngeren Schwester. Lange hat es geschmerzt, wenn diese jegliche Kontaktversuche abgelehnt hat. Briefe wurden nicht beantwortet, Anrufe sowieso nicht. Zu gemeinsamen Familienfeiern weigerte sich die Schwester sogar zu kommen, wenn sie wusste, dass Renate dabei sein würde.

Natürlich hatte es Konflikte gegeben, aber nicht wirklich dramatische. Keine, die man nicht mit einem Gespräch hätte lösen können.

Renate ahnt, dass eigentlich Neid dahintersteckt. Denn sie ist in die Großstadt gegangen, hat studiert und eine gutbezahlte Stelle bekommen, während die Schwester im Dorf blieb und eine Stelle an der Kasse im Supermarkt bekam.

Irgendwann beschließt Renate, die Schwester in Frieden gehen zu lassen. Damit Ruhe hineinkommen kann und es nicht länger so schmerzen muss.

Sie geht in den Wald und sucht eine passende Stelle für das Ablegen ihrer Enttäuschung und das Gefühl der Ablehnung. Sie findet eine Kuhle im Waldboden, legt ihre Gefühle symbolisch dort hinein und bedeckt alles mit Blättern. Dabei verabschiedet sie sich von diesen Gefühlen, damit auch ein Stück weit symbolisch von ihrer Schwester, und wünscht ihr ein gutes Leben.

Danach bleibt immer noch eine leise Trauer, aber es tut nicht mehr so weh.

Besondere Lebenssituationen

Die letzten Lebenstage

Sonja ist seit vielen Jahren Pflegerin in einem Hospiz in Norddeutschland.

Wer zu uns kommt, weiß natürlich, dass es jetzt um die letzte Lebensphase geht. Und natürlich sind wir jederzeit bereit, auf die jetzt entstehenden Gedanken einzugehen. Manche Menschen können aber nicht so gut ausdrücken, was ihnen jetzt wichtig ist. Dann müssen wir behutsam nachfragen. Es geht oft um Ungelöstes und Unausgesprochenes, um Schuldgefühle und Reue. Wir versuchen dann immer, zu helfen und manchmal auch Mut zu machen, anderen Menschen das zu sagen, was jetzt wichtig ist und noch gesagt werden möchte.

Dann kommt aber die Phase, in der die Sterbenden nicht länger verbal erreicht werden können, in der wir aber manchmal spüren, dass sie nicht gut loslassen können, weil sie einige schwere Gefühle noch belasten. Dann versuche ich, ohne Worte das Schwere aus ihren Herzen zu nehmen und ihnen Ruhe und inneren Frieden zu vermitteln. Oder auch Worte in ihren Herzen zu erahnen, die noch mitgeteilt werden wollen, und einen mentalen Weg zu bahnen, der diese Worte zu den Menschen bringt, die sie empfangen sollen. Ich mache es immer nur mit der Absicht, sie von Belastendem zu befreien. Natürlich kann ich nicht beweisen, ob es gelingt. Aber ich gebe meine ganze Anwesenheit und meine Bereitschaft hinein, die jetzt notwendige Unterstützung zu geben. Oft bitte ich auch die großen Kräfte des Universums, uns beiden dabei zu helfen.

Ich segne sie mit der Kraft und der Wärme meiner Hände. Und bin immer wieder dankbar und erleichtert, wenn die Sterbenden ruhiger werden.

Begleitung von Trauernden

Interview mit Eva Vogt

„Mir ist das Schwere, Dunkle vertraut – und ich weiß, wie sich Dinge fügen, wie sich das Leben auch leicht und wundervoll anfühlen kann."

Eva Vogt ist Trauerbegleiterin, Trauerrednerin und therapeutische Lebensberaterin in Berlin. Sie begleitet Menschen in Krisen- und Wandlungsprozessen.

Vera Bartholomay (VB): Mit deiner Arbeit bist du ja direkt in Berührung mit Menschen, die sich gerade in einer Ausnahmesituation befinden. Wie erlebst du das?

Eva Vogt (EV): Ich empfinde eine große Intensität. Und ich staune immer wieder, wie schnell wir in ein offenes und vertrauensvolles Gespräch finden. Dann geht es um sehr schmerzhafte Dinge und wesentliche Fragen: Was macht mein Leben aus, was hält mich noch, wie kann es weitergehen?

VB: Haben sich Menschen, die zu dir kommen, schon länger mit solchen Fragen beschäftigt?

EV: Ja, die meisten haben sich schon eine Weile mit ihrer Situation beschäftigt und sind an einen Punkt gekommen, an dem sie merken, dass sie Hilfe brauchen. Viele der Menschen schätzen den sicheren Raum, in dem sie mit mir auf ihre Dinge schauen können. Im Gespräch stelle ich Fragen und gebe Impulse. Manchen Menschen reicht es, dass ich zuhöre.

VB: Wie erlebst du die Leute, wenn sie das erste Mal zu dir kommen? Mit welchen Fragen oder Hoffnungen kommen sie zu dir?

EV: Die meisten Menschen fangen einfach an zu erzählen, und ich spüre nach einer Weile, dass sie sich entspannen – und wo es wohl so langgehen könnte. Es gibt häufig den Wunsch nach Orientierung. Sie fragen sich, ob es normal ist, wie sie sich fühlen, oder wie sie einsortieren können, was sie erleben. Oder wie lange dieser Trauerzustand noch andauern wird. Viele sind verunsichert, weil befreundete Bezugspersonen wegbrechen, die mit der neuen Situation nicht umgehen können. Oftmals taucht auch die Frage auf, ob es überhaupt einen Sinn ergibt, allein weiterzuleben.

Es gibt auf jeden Fall ein großes Bedürfnis zu erzählen. Und für die meisten ist es leichter, einem Menschen etwas zu erzählen, als es beispielsweise nur einem Tagebuch anzuvertrauen.

VB: Glaubst du, es ist leichter, mit dir offen zu reden als mit einer nahestehenden Person?

EV: Ich glaube schon, denn in der Familie oder bei befreundeten Bezugspersonen hat man oft Angst, die anderen zu belasten. Vielleicht denkt man: „Jetzt haben sie dir schon so oft zuhören müssen, ich kann jetzt nicht schon wieder damit anfangen." Und manche Gefühle und Gedanken scheinen unzumutbar. Es hat eine andere Qualität, einen eigenen Raum zu haben, in dem man keine Rücksicht nehmen, sich nicht zurücknehmen muss, in dem es nur um einen selbst geht.

VB: Welche anderen Themen oder Gefühle gibt es häufig am Anfang?

EV: Viele Menschen stellen fest, wie gut das Leben mit der verstorbenen Person war, wie viele kleine, wichtige Dinge sie im Alltag geteilt haben. Und sie fragen sich, wie es denn jemals wieder gut werden soll. Bei vielen Menschen spüre ich, dass sie ihren Weg finden. Als Erstes aber steht an, festzustellen und anzuerkennen, dass das Leben gerade unendlich traurig und trostlos erscheint. Meine Zuversicht kann ich auch ohne Worte ausstrahlen.

Als Orientierung hilft das Bild einer Pendelbewegung: Manchmal pendelt man mit den Gedanken zurück in die Vergangenheit, zu allem, was gewesen ist – und dann pendeln die Gedanken in die Zukunft. Dort kann man ein paar Blicke werfen auf das, was kommen kann, auch wenn es vielleicht im Moment Angst macht oder unvorstellbar ist. Und dazwischen ist immer das Hier und Jetzt.

VB: Das Bild von dem Pendel gefällt mir gut. Zu wissen, dass ein Pendel, das gerade stark in die Vergangenheit zurückschwingt, da nicht hängen bleiben kann. Es wird sich wieder bewegen.

EV: Ein anderes Bild, das ich gern benutze, ist das Schatzhüten. Eine Person ist gestorben, und eine lebt weiter. Diese

Person kann den Schatz der Erinnerung hüten. Sie ist aber nicht an diese Erinnerungstruhe gefesselt und kann sich voll dem Leben zuwenden, kann Freude empfinden, Dinge unternehmen und später wieder zur Truhe zurückkehren. Denn die bleibt ja da. Man kann die Truhe immer wieder öffnen, kann auch eine Weile daneben sitzen bleiben. Man darf aber auch jederzeit aufbrechen.

VB: Manchmal hört man von Trauernden, dass sie beinahe Angst haben, ihre Trauer zu verlieren. Als würden sie dann die verstorbene Person noch einmal verlieren.

EV: Ja, es gibt durchaus die Angst, dass Gefühle und Erinnerungen verblassen können und man dadurch die Verbindung zum Verstorbenen verlieren könnte. Oder die Sorge, das alte Leben zu verraten, wenn man sich immer mehr dem neuen Alltag zuwendet.

Auch die Idee, sich wieder zu verlieben, geht mit gemischten Gefühlen einher. Dabei ist ein Herz ja groß, da passen mehrere Menschen in einem Leben hinein. Man kann dem verstorbenen Menschen nicht untreu werden, den behält man im Herzen. Die Verbindung bleibt bestehen.

VB: Wie gehen die Menschen mit schwierigen Gefühlen wie Wut, Groll oder Vorwürfen um? Wenn sie wütend sind über Dinge, die die Verstorbenen getan oder nicht getan haben, oder darüber, wie sie gestorben sind.

EV: In der Regel machen die Leute sich eher selbst Vorwürfe darüber, was sie nicht getan haben oder was sie hätten anders machen können.

Es gibt die Wut darüber, dass die verstorbene Person sich nicht so verhalten hat, wie man sich das gewünscht hätte, zum Beispiel, dass sie über das Sterben nicht sprechen wollte oder Geheimnisse hatte – und nun kann man keine Fragen mehr stellen oder einen Konflikt auflösen. Die Gefühle zu benennen und die Situation genauer zu beleuchten, das kann schon entlasten.

Manchmal empfindet man zuerst Wut und später Trauer über das, was nicht mehr möglich ist. So ist es auch mit der Wut, dass einer viel zu früh geht. Das gibt es oft bei den späten Lieben: Da hast du endlich diesen einen Menschen im Leben gefunden, und dann stirbt er, und du bist fassungslos.

VB: Was macht man, wenn das Herz zerbrochen ist?

EV: Mit einem zerbrochenen Herzen kann man ja eigentlich nicht mehr leben. Ich spreche lieber von einem wunden Herz und unterscheide zwischen versehrten und unversehrten Menschen. Menschen mit Verwundungen, die eine Krise durchlebt haben, sind reicher um eine wesentliche Erfahrung, sie haben eine besondere Tiefe.

Ich biete an, diese Wunde behutsam zu behandeln und sie anzunehmen. Es geht immer wieder darum, gut mit sich selbst umzugehen.

VB: Gibt es etwas, von dem man nie so wirklich Abschied nehmen kann, was einen immer begleiten wird?

EV: Manchmal ist es wichtig, etwas bewusst behalten zu wollen – Erinnerungen oder Gegenstände – und dafür einen Platz zu schaffen. Die meisten Menschen sagen klar, dass die

Erinnerungen immer bleiben werden, dass sie das auch so wollen: Sie leben weiter mit dem Verlust.

Die Trauer kann auch eine Verbindung zu anderen Menschen herstellen. Dann stellt man fest, es gibt den Verlust, aber auch Geschenke.

VB: Manchmal wird ja nach dem Warum gefragt. Warum ist mir das gerade passiert oder was soll es mir sagen? Zum Beispiel, wenn man ganz viele Verluste hintereinander hatte. Warum ich? Warum wird mir alles genommen?

EV: Mit diesen Fragen gilt es erst einmal zu leben. Weder hilft es, nach einem Sinn zu suchen, noch sich als Opfer zu begreifen. Wir schauen dann eher genauer hin, was denn noch da ist. Und wie man Tag für Tag gut für sich sorgt, um zu überleben.

Es gibt Situationen voller Hilflosigkeit und Hoffnungslosigkeit. Da kann man nicht so leichtfertig sagen, dass alles schon wieder gut wird. Ich glaube, es ist wichtig, einen großen Respekt vor dem zu haben, was eine andere Person erlebt – und wie sie ihren Weg geht.

VB: Was tut den Menschen besonders gut in der Trauersituation und welche Erfahrungen sind besonders schmerzhaft im Umgang mit anderen Menschen?

EV: Es ist schon von großer Bedeutung, wie das nähere Umfeld reagiert. Alles, was authentisch und sensibel ist, tut gut. Floskeln tun eher weh. Trauernde haben ein sehr gutes Gespür dafür, ob eine Geste ernst gemeint ist. Sie prüfen kritisch, wen sie in ihrer Nähe haben wollen.

Auffallend viele machen die schmerzhafte Erfahrung, dass sich die Menschen in ihrem privaten Umfeld verändern. Die einen kommen vielleicht vorbei und sind eher eine Belastung, die anderen kommen gar nicht oder halten sich bedeckt. Und dann gibt es noch die Menschen, die wie aus dem Nichts auftauchen und das Richtige tun.

Fast ein Glück im Unglück ist es, wenn man merkt, meine Beziehungen tragen – ich finde Rückhalt bei den Menschen, die mir vertraut sind.

Wenn ich Gruppen wie den Trauerspaziergang anbiete, finde ich es besonders schön, wie sich untereinander ein Gefühl des Verbündetseins entwickelt: Ich bin nicht allein. Anderen geht es genauso, und wir gehen ein Stück zusammen.

Da begegnen sich unterschiedliche Menschen, die in einer ähnlichen Lage sind. Die dann einfach gemeinsam durch den Wald spazieren, unterwegs eine Tasse Kaffee trinken und vielleicht sogar über etwas gemeinsam lachen können. Dieses Gefühl einer Zugehörigkeit ist sehr viel wert!

Eine andere Art der Kommunikation

Michaela lebt im Augsburger Raum und berichtet von ihren Erfahrungen mit einem besonderen Sohn, der heute ein 34-jähriger Mann ist:

Mein Sohn Andreas ist Autist. Und irgendwie wusste ich schon während der Schwangerschaft, dass es ein besonderes Kind wird.

Dass die Diagnose später „Autismus" lauten sollte, haben wir natürlich erst erfahren, als seine Entwicklung sich stark verzögerte. Uns wurde aber empfohlen, ihn so normal wie möglich groß werden zu lassen. Wir hatten das Glück, einen Platz in einem integrativ arbeitenden Montessori-Kindergarten zu bekommen. Die Kindergartenzeit war eine sehr wegweisende und besondere Zeit für mich und Andreas mit Menschen, die für ihre Überzeugung einstanden und kämpften. Dort wurden Freundschaften gebildet, die bis heute andauern und sehr wichtig für mich sind. Diese Menschen bestärkten mich darin, meinem Gefühl zu vertrauen. Integration war das Stichwort und das Ziel zu der Zeit.

Natürlich hatte ich immer wieder auch Zweifel und Ängste, und fragte mich, warum es ausgerechnet uns passiert ist. Aber tief in mir wusste ich, dass Gott mir diese Aufgabe gegeben hat, weil er weiß, dass ich es kann und schaffe. Er hat mir alles mitgegeben, was ich benötige, um die Aufgabe, ein behindertes Kind großzuziehen, zu bewältigen.

Es begann eine lange Suche nach den richtigen Medikamenten, wobei wir gute Erfahrungen mit alternativen Heilmethoden, Homöopathie, Phytotherapie und Psychomotorik gemacht haben.

Ich wollte so normal wie möglich leben, also wollte ich noch mehr Kinder und bekam im Laufe der Jahre noch einen Sohn und drei Jahre später noch ein Zwillingspaar. Natürlich auch von Ängsten begleitet, bis wir klar erkennen konnten, dass sie nicht die gleiche Diagnose hatten.

Wenn ich heute gefragt werde, was so anders ist bei Menschen mit Autismus und wie es ist, mit ihnen umzugehen, muss ich sagen, dass es natürlich eine einschränkende und schwerwiegende Diagnose ist, und auch eine Belastung für die Angehörigen.

Und dennoch: Autisten haben ein sehr feines Gespür, und auch wenn sie sich nicht gut ausdrücken können, findet unsere Kommunikation auf einer nonverbalen, ja, ich würde sogar sagen, energetischen Ebene statt. Es ist eine Herzenskommunikation. Das kann ich natürlich nicht beweisen, aber die Erfahrung zeigt mir, dass es klappt. Auch Autisten unter sich führen manchmal eine intensive Kommunikation, auch wenn keine Worte fallen. Das ist sehr spürbar. Über Musik kann ich Andreas gut erreichen. Und für mich ist Musik auch eine Herzensfrequenz.

Ich habe selbst ungeheuer viel durch diese Erfahrungen gelernt. Auch meinen eigenen Wahrnehmungen stärker zu vertrauen.

Autisten sind anders, aber wer sagt, was hier normal ist? Es gibt ja mittlerweile viele Bücher, in denen Autisten ihre Erfahrungswelt beschreiben, und darin erkennt man, dass es Menschen mit besonderen Fähigkeiten sind. Manche haben ein fotografisches Gedächtnis. Sie haben offenbar andere Verknüpfungen im Gehirn. Manchmal denke ich auch, dass ihre Verbindung zu unserem Ursprung nie getrennt wurde, dass sie weit über unsere Welt hinaus etwas wahrnehmen, was wir vielleicht nicht können.

Autisten brauchen starke Strukturen, um ihr Leben zu bewältigen. Sie ertragen kein Chaos. Vielleicht nehmen sie so viele Informationen auf, dass sie das alltägliche Chaos nicht noch zusätzlich bewältigen.

Durch die Erfahrung mit Andreas haben wir als Familie auf jeden Fall mehr Mitgefühl und Gemeinschaft gelernt. Und auch zu ertragen, dass wir nicht so sind wie andere Familien. Wir mussten das Anderssein aushalten lernen.

In Zukunft möchte ich gern Gruppen für Angehörige anbieten, um meine Erfahrungen und mein Wissen weiterzugeben.

Herzensprojekte

Wofür brennt dein Herz?

Manche Berufe sind nicht einfach Jobs, sondern eher eine Berufung oder ein Herzensprojekt. Etwas, was mit ganz viel innerer Überzeugung und Inspiration gestaltet wird. Wo vielleicht eine jahrelange Sehnsucht dahintersteckte, bis man es wirklich in die Welt bringen konnte.

Vielleicht trägst auch du einen gewagten Traum im Herzen? Etwas, das einfach nicht aus deinen Gedanken verschwinden möchte.

Oft sind solche Herzensprojekte eine selbstständige Tätigkeit mit besonderen Herausforderungen, aber auch Chancen. Deshalb habe ich dazu ein Buch geschrieben: „Projekt Sehnsucht. Ein Mutmachbuch für alle, die von der Selbstständigkeit träumen". Als praktische Hilfe für alle, die sich damit auseinandersetzen wollen. Denn in meinem Leben gab es auch schon einige Herzensprojekte, und viele andere Menschen durfte ich beratend dabei begleiten. In diesem Buch findest du nicht nur konkrete Schritte für einen Klärungs- und Umsetzungsweg, sondern auch viele Erfahrungen von Menschen, die ihre Herzensprojekte bereits umgesetzt haben.

Aber nicht nur für die Selbstständigkeit gilt, dass Lebens- und Arbeitsprojekte auch so etwas wie ein Herz haben müssen, wenn sie gelingen sollen. Was nicht nur bedeutet, dass die Mitarbeiter mit ihrem Herz dabei sein sollten, sondern auch, dass eine gut funktionierende Firma oft so etwas wie ein pulsierendes Herz hat.

„Geh, wohin dein Herz dich trägt"

Dieser Romantitel von Susanna Tamaro sagt ja schon ganz viel ...

Ilse B. ist Sekretärin in einem großen EDV-Unternehmen. Sie hat eine ungewöhnlich gut bezahlte Stelle und viel Verantwortung, ist aber nicht wirklich glücklich mit ihrer Arbeit. Eine Bekannte arbeitet in einer Behinderteneinrichtung und sagt mal ganz nebenbei: „Mensch, dich könnten wir gut gebrauchen. Wir suchen gerade eine neue Hilfe fürs Büro." Der Satz geht Ilse nicht aus dem Kopf, denn ihre Bekannte erzählt immer so angeregt von ihrer Arbeit mit Kindern mit Downsyndrom – wie herzlich sie sind, wie glücklich sie diese Arbeit macht. Sie beschließt, wenigstens einmal zum Vorstellungsgespräch zu gehen. Schon beim Betreten des Gebäudes fällt ihr die ganz besondere Stimmung auf: Es wird viel gelacht, und überall ist ein reges Miteinander. Die Leitung zeigt tatsächlich auch großes Interesse an ihr. Aber: Das Gehalt ist wesentlich geringer als das aktuelle.

Wochenlang überlegt sie hin und her. Die herzliche Stimmung unter den Kindern und den Angestellten geht ihr nicht aus dem Kopf. Und der nüchterne, distanzierte Umgang in der EDV-Firma liegt ihr von Tag zu Tag immer schwerer im Magen. Darf sie denn nur ihrem Herzen folgen und dabei ein reduziertes Gehalt in Kauf nehmen? Kann man so etwas tun, ohne für verrückt erklärt zu werden?

Dann hat sie einen Traum, in dem sie die spielenden Kinder aus der Einrichtung auf einer Wiese sieht, und um sie herum gibt es einen riesengroßen Schwarm Schmetterlinge. Ganz leicht und fröhlich wacht sie auf und weiß, wie sie sich entscheiden wird.

Mit dem Saxofon Herzen berühren

„Ich war am Ende. In mir waren kein Mut und keine Kräfte mehr. Der Arzt gab mir den Rat, ‚mich gesundzuspielen' und dabei vielleicht auch anderen Menschen zu helfen, wieder auf die Beine zu kommen. Dabei wurde es mir immer klarer, dass mein Lehrberuf nicht zu meinem Leben passte. Dass ich vielmehr mit meiner

*Musik Gefühle ausdrücken möchte – meine Gefühle und die Ge-
fühle anderer, auch dort, wo Worte vielleicht nicht mehr möglich
sind."*

Vor Jahren war ich in der Adventszeit in Norwegen. In der
Küstenstadt Kristiansand schlenderte ich etwas ziellos durch die
hell erleuchteten Einkaufsstraßen und stand auf einmal auf einem
dunkleren Platz vor der Domkirche. Hier war es plötzlich still, vom
Weihnachtstrubel keine Spur. Da erklangen ganz überraschend
zarte Saxofontöne aus dem Kirchturm. Irgendjemand stand doch
tatsächlich dort oben und spielte so sanfte und sehnsüchtige Me-
lodien, dass mir die Tränen kamen. Wer war dieser Mensch, der
mit seinen Tönen Menschen so tief berühren konnte? So „entdeckte" ich Tore Ljøkjel, der nicht nur jedes Jahr vor Weihnachten in
Kristiansand seine Turmkonzerte gibt, sondern in ganz Norwegen
Menschen tief bewegt. Gerade vor Weihnachten findet er diese
Musikbotschaft so wichtig, denn da sind so viele Gefühle in den
Menschen – und nicht immer einfache. Es ist auch eine Zeit voller
Sehnsucht und Einsamkeit. „Wenn ich dazu beitragen kann, dass
manche nicht zu arg ins Straucheln geraten, bin ich glücklich."

„Ich bin kein normaler Mensch!"

Interview mit Majella Lenzen

Es sollte ein Interview werden, mein Telefongespräch mit
Majella Lenzen, in dem ich ihr sozusagen als professioneller
Herzensmensch, der seine Berufung gelebt hat, einige Fragen
für dieses Buch stellen wollte. Danach schrieb sie mir: „Ich
danke dir für unsere Begegnung im Dialog." Und genau das
wurde aus unserem Gespräch: eine Begegnung im Dialog. Wir
sind uns als eher fremde Menschen wirklich begegnet, und es

wurde sehr persönlich. Denn wir sprachen über Herzensaufträge, die große spirituelle Liebe, einengende Strukturen, die Sinnhaftigkeit der eigenen Existenz und vieles mehr.

Majella Lenzen ist eine ehemalige Ordensfrau, die 34 Jahre lang in Afrika gelebt und gearbeitet, dort u. a. ein Krankenhaus aufgebaut und geleitet sowie mehrere führende Positionen in Tansania, Kenia, Zimbabwe (Ostafrika) bekleidet hat.

Die heute über 80-Jährige ist bereits in den fünfziger Jahren in einen katholischen Missionsorden eingetreten. Die Prägung durch ihr katholisches Elternhaus ließen sie bereits fünfzehnjährig in ein ordenseigenes Internat gehen, aber auch persönliche Vorbilder im Ordensleben signalisierten für sie, dass dies ein guter Weg sein könnte, ihren Glauben zu leben.

Schon 1959 reiste sie das erste Mal nach Afrika und machte eine Ausbildung zur Krankenschwester in Nairobi, Kenia. Anschließend wurde sie in Tansania mit dem Aufbau eines Krankenhauses betraut. Dort reformierte sie Krankenhausstrukturen, kämpfte mit wenigen Hilfsmitteln gegen eine Choleraepidemie, Malaria, Typhus, Wurmverseuchungen etc. und engagierte sich später in der AIDS-Hilfe.

Mit ihrem klaren Blick erkannte sie schnell, wo die Probleme lagen und dass man diese nicht immer so lösen konnte, wie ihre Vorgesetzten es sich vorstellten. Sie sprach klare Worte und tat, was sie für richtig hielt. Dadurch eckte sie natürlich immer wieder an, wurde angegriffen, und ihre Arbeit wurde ihr erschwert.

Auf dem Gipfel der damaligen AIDS-Welle wurde ihr von ihren Vorgesetzten vorgeworfen, Kondome an die Bevölkerung verteilt zu haben. Was sie noch nicht einmal wirklich selbst getan hatte, aber sie hatte auch nicht verhindert, dass medizinisches Personal es getan hatte. Nicht nur damals war so etwas ein absolutes No-Go in der katholischen Kirche.

Nach immer wiederkehrenden Anschuldigungen (heute würde man es eher Mobbing nennen) war ihre Belastungsgrenze irgendwann allerdings erreicht, und sie beschloss, ihren Orden nach 40 Jahren zu verlassen. Ein großer Schritt für eine Person, die mit ihrer Aufgabe in der Kirche sehr verwoben war. Jetzt lebt sie mit ihren weit über 80 Jahren wieder in Deutschland. Sie ist Autorin mehrerer Bestseller über ihre Erfahrungen (u. a. „Das möge Gott verhüten. Warum ich keine Nonne mehr sein kann") und wurde in diesem Zusammenhang mehrfach zu großen Talkshows eingeladen.

Vera Bartholomay (VB): Wie ist es dir mit der Isolation in den vergangenen Virusmonaten ergangen? Du hast diese Zeit als rückzugserfahrene Person vielleicht anders erlebt?

Majella Lenzen (ML): Durch die Ordenszeit ist es mir wahrscheinlich leichter als manch anderen Menschen gefallen. Ich bin es einfach gewohnt, viel mit mir allein zu sein.

Mir ist auf der einen Seite aufgefallen, dass sich viele Menschen aus der Isolation heraus sogar etwas mehr geöffnet haben. Durch das Bedürfnis, nicht mehr allein zu sein, wurden die wenigen Gespräche, die man dennoch hatte, schnell tiefer und ehrlicher.

Auf der anderen Seite wurde eine Kommunikation auch manchmal etwas härter, vor allem dann, wenn es um die sogenannten Impfgegner ging. Und ich meine hier keine Querdenker. Da hatte ich oft den Eindruck, dass man sich nicht die Zeit genommen hat, hinzuhören, worum es ihnen geht, sondern sie gleich verurteilt hat. Dabei kenne ich Menschen, die wirklich gute – manchmal auch medizinische Gründe – haben, sich persönlich nicht impfen zu lassen, aber sie werden gleich abgestempelt. Und das ist doch einfach schade. Ich würde mir wirklich wünschen, dass man den Menschen erst einmal zuhört, bevor man sie verurteilt. Da fehlt mir manchmal etwas Respekt vor einer anderen Meinung.

VB: Wenn man das jetzt überträgt auf das Herzensthema, worüber wir heute sprechen wollen, dann könnte es ja darum gehen, erst einmal hinzuhören und eine andere Meinung stehen zu lassen, bevor ich meine Meinung dazu äußere. Vielleicht sogar nur für einen Moment erst einmal nur zuzuhören, statt gleich in einen Schlagabtausch zu gehen.

ML: Ja, den Schlagabtausch haben wir alle gründlich gelernt. Deshalb schreibe ich manchmal lieber, als ich spreche, denn dann kann ich mir noch einmal Gedanken machen darüber, was ich gerade sage. Wenn ich spreche, gehe ich oft zu weit und merke es dann erst hinterher. Dann kann ich mich zwar dafür entschuldigen, aber der Schaden ist eventuell schon angerichtet.

Dazu gehört auch zu erkennen, dass man manchmal eine falsche Sichtweise hatte. Oder dass andere mit diesen Worten etwas ganz anderes verbinden und deshalb anders darauf reagieren.

VB: Ich kenne es besonders von mir, wenn ich in Norwegen bin. Dort bin ich mit meiner mittlerweile deutschen Prägung manchmal zu schnell für die Leute, ich spreche Dinge allzu direkt und fordernd aus. Erst an den Reaktionen merke ich, dass ich viel zu schnell und forsch vorgegangen bin. Norweger sprechen die Probleme eher ganz sanft von hinten an.

Diese unterschiedlichen Persönlichkeitsstrukturen sind etwas, was du durch dein Leben in vielen fremden Ländern gut kennengelernt hast.

ML: Ja, durch meine vielen Jahre in Afrika und das so andersartige Leben dort sage ich manchmal sogar, dass ich kein „normaler" Mensch bin. Ich habe ganz andere Lebenserfahrungen gemacht als die Menschen in Deutschland, und mir fehlen manchmal die Erfahrungen von hier. Das geht so weit, dass ich manchmal nicht wirklich verstehe, worüber die Leute reden.

VB: Was ist denn so anders in Afrika?

ML: Einfach alles. Von hier aus sehen die Menschen nur die Probleme, die mit Afrika verbunden sind. Sie sehen die Armut und die drohende Migration von Menschen, die es einmal besser haben wollen. Das kann ich schwer ertragen, denn dort gibt es wirkliche Armut auf einer täglichen Basis, die wir uns nicht vorstellen können. Das hat auch mit den Folgen der Kolonialisierung zu tun. Es gibt dort so viele Menschen, die einfach nicht die Möglichkeiten im Leben bekommen, die wir hier haben.

Daneben gibt es eine unwahrscheinlich faszinierende Landschaft. Wenn ich mir heute Fernsehberichte darüber anschaue, die Laute der Elefanten höre und sehe, wie der Wind durch die Savannen zieht, dann bin ich wieder mit all meinen Sinnen in Afrika.

Und dann gibt es die einzelnen Menschen, die sehr dankbar und offen sind, aber furchtbar arm. Sie haben ein feines Gespür dafür, ob man es gut mit ihnen meint oder nicht. Ein feineres Gespür oft, als wir hier in der sogenannten zivilisierten Welt haben.

Man hat mich Mama Mganga – Mutter Ärztin – genannt. Sie haben mich mit sehr viel Respekt wahrgenommen, denn sie haben ja auch gesehen, dass ich ein Krankenhaus mit 185

Betten und mehr als 100 Angestellten leitete, und das mitten im Busch, hundert Kilometer von der nächsten Stadt entfernt. Und ich hatte die letzte Verantwortung. Sie hielten mich zwar für streng, aber auch gerecht. Wenn ich einmal etwas falsch eingeschätzt habe, habe ich mich hinterher entschuldigt. Es war mir immer sehr wichtig, auf Augenhöhe mit den Mitarbeitern zu arbeiten. Und so habe ich mich auch bemüht, einheimische Arbeitskräfte mit größerer Wertschätzung zu behandeln, als es damals üblich war.

VB: Gehen Menschen in afrikanischen Ländern anders miteinander um als hier in Europa?

ML: In meiner Rolle als Nonne wurde erwartet, dass ich keine enge Verbindung zu den Menschen eingehe. Daher war ich schon eher zurückhaltend. Ich bin zwar zu den Menschen gegangen, habe ihre Lebensumstände gesehen, aber immer mit einer gewissen Zurückhaltung. Von daher war der Umgang etwas eingeschränkt.

Es gibt aber zum Beispiel eine afrikanische Begrüßungsart, bei der man sich zwar die rechte Hand gibt, dabei aber zusätzlich den linken Herzensarm mit auf den eigenen Oberarm legt. Das kommt einer Umarmung gleich. Damit signalisiert man Offenheit und Akzeptanz für das Gegenüber. Das war mir damals ein Bedürfnis. Später habe ich es in Deutschland auch spontan gemacht. Gelegentlich waren die Leute dann sehr berührt und haben sich viel schneller geöffnet und sind persönlicher geworden. Denn eine solche Begrüßung kommt von Herzen.

VB: Du hast ja durch unterschiedliche Aktionen und später durch deine Bücher einige Aspekte im Ordensleben und in der katholischen Kirche infrage gestellt. Das wurde gleich als massive Kritik empfunden.

ML: In den Jahren nach meinem Austritt aus dem Orden zu erleben, wie die eigene Gemeinschaft mich als Gegner gesehen hat, das hat mich sehr geschmerzt. Ich habe nur niedergeschrieben, was ich erlebt habe. Dadurch hatte ich gehofft, eine Änderung herbeiführen zu können. Aber dieser Dialog ist nicht erfolgt. Das war wohl eine Utopie.

Das ist so ähnlich wie heute mit den ganzen Missbrauchsgeschichten. Wir durften keine Kritik üben, auch wenn wir mit Schwestern über Missbrauch gesprochen haben. Wobei Missbrauch für mich nicht nur körperlicher, sexueller Missbrauch sein muss. Das System missbraucht Menschen, die sich mit ihrem ganzen Sein für die Sache Gottes voll eingebracht haben.

Außerdem wurden immer wieder Entscheidungen von Vorgesetzten nicht nach wirklicher Sachkunde und Erfahrung gefällt. Und nicht in verständlichem Dialog mit den Betreffenden. Das sollte dann Gehorsam sein. Ich nehme an, dass man heute besser damit umgeht.

VB: Was waren deine Beweggründe, das Ordensleben zu wählen? War es so etwas wie die Liebe für das Göttliche oder das Aufgenommensein in etwas, das größer ist als wir selbst?

ML: Ja, das alles stimmt schon, aber noch viel mehr, dass ich in Jesus mein Lebensideal und meinen Begleiter gesehen habe. Aber Glaube ist ja an sich immer auch ein Stück weit ein Mysterium.

VB: Wie würdest du denn deinen Herzensauftrag oder deine Berufung beschreiben?

ML: Ich glaube, dass jeder Mensch in seinem Leben eine Aufgabe zu erfüllen hat. Du nennst es „Herzensauftrag". Es ist dieses innere Suchen nach Sinn und Erfüllung, das uns keine Ruhe lässt, wenn wir hellhörig sind. Ich habe meine Bücher auf Wunsch gerne mit dem Satz signiert: „Folge der Weisung deines Herzens."

Für mich ging es in meinem religiösen Leben immer um den Ruf Gottes an mich. Im Orden hatten wir drei Gelübde (Armut, Ehelosigkeit, Gehorsam) abgegeben. Aus diesem Gerüst ergaben sich viele Regeln und Gebote, die für das Leben der Nachfolge Christi und in der Gemeinschaft zu befolgen waren. Diese konnten dazu führen – bei falsch verstandenem Gehorsam –, dass die Freiheit der eigenen Entscheidung genommen wurde. Im Grunde geht es darum, auf Gott – oder nenne es auch die Stimme des Herzens – zu horchen und danach zu handeln. Und genau das lief bei mir schief. Äußerlich waren es die Kondome bzw. das Verbot, sie in der Präventionsarbeit zu gebrauchen oder zu erlauben, aber im tiefsten Inneren war es das ständige Ringen um das, was mir innerlich richtig erschien, was mir aber von Vorgesetzten oder durch das Ordenssystem verweigert wurde. Erst allmählich lernte ich, zu mir selbst und gar zu meiner Vision zu stehen und den Konflikt zu wagen.

In die AIDS-Arbeit bin ich sehr bewusst gegangen, weil ich nach all den negativen Erlebnissen mich so gefühlt habe wie die AIDS-Kranken – als Aussätzige, als stigmatisiert. Durch die HIV-/AIDS-Präventionsarbeit und die Erlebnisse mit den buchstäblich Ausgestoßenen sah ich mich auf der gleichen Stufe mit diesen Menschen. Aber nach gut vier Jahren ging auch diese Arbeit nicht mehr, denn der Orden hat mich so nicht mehr akzeptiert.

Als ich später meine Bücher schrieb, erlebte ich das als echte Konfrontation mit dem, was ich bin und sein möchte. Auch durch die ganzen Lesungen, die dann folgten, und als Gast in vielen Talkshows habe ich prüfen können, wo ich gerade stehe, denn ich wurde ja entweder infrage gestellt oder als Verbündete angesehen; je nachdem welche Vorstellung die Menschen hatten.

Ich bin durch diese Erfahrungen gewachsen und stehe auch heute noch in dieser Veränderung.

VB: Was glaubst du denn, was deine Berufung, dein Auftrag auf einer höheren Ebene ist?

ML: Ich wollte immer eine gute Ordensfrau sein.

VB: Meinst du wirklich, das war alles? Wir sind es überhaupt nicht gewohnt, unsere Aufgabe von einer höheren Warte aus zu sehen, etwas größere Worte dafür zu benutzen. Wir haben eher gelernt, uns kleinzuhalten. Aber ich werfe mal ein paar Begriffe in den Raum, was die höhere Aufgabe sein könnte:
- Liebe in die Welt bringen
- Herzen heilen
- die Verbindung zum Höheren/Göttlichen öffnen oder offen halten für sich und andere
- die Vermittlerin sein
- trösten

Diese Begriffe fallen mir gerade sehr spontan ein, wenn es um eine spirituelle Aufgabe geht. Auch die einer Ordensfrau. Was meinst du dazu?

ML: Du hast es genau getroffen. Es ist fantastisch, dass du es so erfassen kannst. Das bewegt etwas in mir, ich bin fast zu Tränen gerührt, aber das lasse ich natürlich nicht zu.

Du hast genau den Finger auf den Punkt gelegt. Das ist das, was parallel mitgelaufen ist, was ich aber nicht anzurühren wagte.

VB: Zu einer solchen Aufgabe gehört aber so etwas wie ein heiliger Auftrag, vielleicht eine heilige Wahrheit. Das sind jetzt die ganz großen Worte. Aber wenn es eine heilige Wahrheit ist, dass ich eine Vermittlerin sein soll, dass ich etwas in die Welt bringen soll, dass ich für mehr Liebe auf dieser Erde sorgen soll, dann kann ich – das heißt jetzt, ich als Seele – es nicht ertragen, wenn mich jemand daran hindern möchte, und genau das hast du ja erlebt, dass dir Steine in den Weg gelegt wurden, bis hin zu klaren Verboten. Das heißt, du gehst mit offenem Herzen in diese Aufgabe hinein, und sie schmeißen dir Steine vor die Füße. Und dann kannst du als diejenige, die den Auftrag bekommen hat, es gar nicht zulassen, dass die anderen damit Erfolg haben. Denn dann würdest du ja deine heilige Wahrheit verraten.

Vielleicht war das auch ein Grund, warum du den Orden verlassen musstest. Und vielleicht ist es auch das, was dir heute besonders fehlt, weil du den Auftrag ja immer noch hast – nur ist der offizielle Rahmen dafür weggebrochen. Nun ist jetzt die Frage: Welche Form könnte dieser Auftrag heute haben? Denn versuche mal, Liebe aufzuhalten! Das geht nicht. Und wenn es deine Aufgabe ist, Liebe, Licht und Zuversicht in die Welt zu bringen: Wie will man das aufhalten? Es will sich einen Weg suchen. Egal wie es aussieht, das kann noch so sehr etwas ganz Alltägliches sein. Aber dass du weißt, es ist ein Auftrag. Das muss keine neue Aktivität, keine Gruppe oder ein neues Engagement sein. Ich glaube, es geht eher darum, dir selbst klarzumachen, dass du immer noch eine Berufung hast, und diese kannst du heute auf eine andere Art ausleben. Aber es könnte den Druck oder eine Unzufriedenheit herausnehmen, wenn du diese Aufgabe immer noch bewusst ausführst, immer noch weißt, dass es deine Aufgabe ist. Wenn du dir deiner Herzensqualitäten bewusst bist und weißt, dass sie irgendwohin hinwollen. Weil es etwas ist, das durch dich in die Welt will und was von einer höheren Ebene kommt.

ML: Dessen bin ich mir auf die Art und Weise, wie du es ausdrückst, nicht bewusst geworden. Und deshalb habe ich es auch immer wieder blockiert. Deshalb glaubte ich schon, ich hätte meine Berufung verloren, aber dem ist nicht so.

Aber heute, im Alter, geht es nicht mehr um äußere Aktivitäten, sondern um die Annahme meines Selbst, so wie ich geworden bin.

VB: Dein Herzensauftrag jedoch ist doch immer noch ein Teil von dir, auch wenn die Umsetzung heute eine andere Form haben wird?

ML: Heute kann ich im Außen nicht mehr so viel bewirken. Jetzt geht es mehr um mein schlichtes Dasein, so wie es bei jedem von uns ist. Das ist ein ständiger Prozess, so wie wir jeden Tag mit seinem Auf und Ab, Morgen und Abend, Helligkeit und Dunkelheit erleben, entweder als Geschenk angenommen und als Möglichkeit, daran zu wachsen; oder aber wir stellen uns dem entgegen, akzeptieren diese Realität nicht und leiden dann unnötig.

Früher glaubte ich, mich durch meine Arbeit, Aktionen etc. zu beweisen. Ein ganzes Leben lang war ich so aktiv und fand das ganz fantastisch. Heute kann ich das nicht mehr und versuche, das zu akzeptieren, indem ich *sein* möchte, und wenn es z. B. nur im Zuhören oder in Freundlichkeit ist oder durch Gebete und liebende Gedanken für andere. Es gibt so vieles an Kreativität. Es einfach kommen zu lassen ist auch ein Geschenk, dem „Leben zu vertrauen", wie es ein Gelehrter einmal ausdrückte.

VB: Hast du einen Rat für Menschen, die sich in privaten oder beruflichen Situationen befinden, in denen die Gefahr besteht, sich „aufzuopfern", also über die eigenen Kräftegrenzen hinauszugehen?

ML: Ich glaube, wenn ich Gefahr laufe, mich „aufzuopfern", dann respektiere ich meine eigenen Grenzen nicht und ebenso wenig die der anderen. Das hat auch mit Respekt und Menschenwürde zu tun und nichts mehr mit Nächstenliebe – wie es uns früher eingeimpft wurde.

Komplementärmedizinische Forschung

Interview mit Dr. Barbara Stöckigt

Dr. Barbara Stöckigt ist Ärztin und arbeitet im Projektbereich Komplementäre und Integrative Medizin am Institut für Sozialmedizin, Epidemiologie und Gesundheitsökonomie an der renommierten Charité in Berlin. Nachdem sie einige Jahre in einer psychiatrischen Klinik tätig war, beschloss sie, im Bereich der transkulturellen Psychiatrie zu promovieren, was zu einer Forschungsreise nach Ostafrika führte. Thema ihrer Doktorarbeit war „Behandlungskonzepte spiritueller Heiler für Psychose-Kranke in Ostafrika". An der Charité hat sie Forschungsprojekte u. a. in den Bereichen spirituelle Heilung, Gebet und Berührung durchgeführt.

Vera Bartholomay (VB): Aus deinen Forschungsthemen in den letzten Jahren sehe ich eine sich wiederholende Herzensebene. Was lockt dich so sehr an diesem Thema?

Barbara Stöckigt (BS): Meine erste wissenschaftliche Arbeit war das Projekt in Afrika. Nachdem ich Humanmedizin studiert hatte, habe ich einige Jahre in der Psychiatrie gearbeitet. Mich interessierte schon immer das Bewusstsein mit all seinen Ebenen, Tiefen und Weiten – daher auch mein Interesse für Psychiatrie. Die Herangehensweisen in anderen Kulturen und Heilsystemen interessierten mich auch sehr. So kam ich zu meiner Forschungsarbeit im transkulturell-psychiatrischen Bereich in Ostafrika. Ich wollte mich mit den traditionellen Heilmethoden beschäftigen. Diese Zeit in Afrika war hochinteressant für mich und hat mich auf eine spirituelle oder – wie ich es lieber nennen möchte – transzendente Ebene geführt.

Danach bekam ich die Möglichkeit, weitere Themen in der Forschungsgruppe Komplementärmedizin an der Charité zu erkunden. Dort beschäftigen wir uns mit Heilsystemen, die nicht zur klassischen Schulmedizin gehören.

Ich konnte dort u. a. ein Forschungsprojekt über geistiges Heilen in Deutschland durchführen. Das passte natürlich perfekt zu meinen Interessen und meinen Erfahrungen in Afrika. Bei diesem Projekt ist mir die Bedeutung der Berührung sehr deutlich geworden. Der Körper kann nicht von der Psyche, das Soziale nicht vom Einzelnen und das Transzendente nicht vom Materiellen getrennt werden. Das sind Erfahrungen, die ich in meinem Leben mache und mit denen ich mich auch in meiner Forschung beschäftige.

Im Projekt mit den spirituellen Heilenden in Deutschland haben wir gesehen, dass die Berührungsebene so wichtig ist, konkret das Händeauflegen – manchmal mit einer richtigen Berührung des Körpers und manchmal mit den Händen mit etwas Abstand.

Und dann gab es aber auch immer wieder diese andere Ebene. Die Rat suchenden Personen meinten oft, sie wurden auf einer Herzensebene angesprochen. Die Behandlungen bei den heilenden Personen haben z. B. ganz persönliche Erinnerungen und Gefühle geweckt, und dies hatte eine ganz große Bedeutung in der Heilbehandlung.

Ich finde es faszinierend, was alles berührt werden kann, der Körper, die Gefühle, die Erinnerungen usw. Deshalb kann ich auch mit dem Thema deines Buches sehr viel anfangen. Das war auch meine Herangehensweise in meinem späteren Berührungsprojekt. Eine körperliche Berührung geht weit über die körperliche Berührung an sich hinaus. Da wird ganz offensichtlich auch das Herz angesprochen – oder nennen wir es lieber die Gefühle.

Allerdings auch immer in Kombination mit der sozialen Ebene. Es ist auch etwas ganz Wesentliches, was zwischen den Individuen passiert, die Beziehung zwischen heilenden und Rat suchenden Personen, in Afrika auch zwischen den spirituellen Heilerinnen und Heilern und den Geistwesen.

VB: Für viele Leser wird es unbekannt sein, dass man sich an der Charité tatsächlich mit Themen beschäftigt, die weit über die klassische Schulmedizin hinausgehen.

BS: Es gibt den Forschungsbereich „Komplementäre und Integrative Medizin" schon seit ca. 20 Jahren. Verbunden damit gibt es auch eine Hochschulambulanz zur Naturheilkunde. Dort führen wir viele Projekte zur Komplementärmedizin durch, u. a. zu Akupunktur, Osteopathie, Naturheilkunde, Hypnose, Yoga und Qi Gong, sowohl auf einer wissenschaftlichen Ebene als auch ganz praktisch. Zu uns kommen Patientinnen und Patienten zur Behandlung durch ärztliches Personal, das in verschiedenen komplementärmedizinischen Methoden ausgebildet ist. Es gibt aber auch Kurse in vielen Bereichen: Yoga, Qi Gong, Stressbewältigung, Raucherentwöhnung.

Mind-Body-Medizin ist ein ganz großer Bereich und auch Teil meiner Arbeit. Dort geht es ja genau um diese Verbindung zwischen Körper und Geist. Dabei ist auch der Bereich Meditation hochinteressant.

Für die Studierenden der Charité bieten wir eine Einführung in die Mind-Body-Medizin an, u. a. mit vielen Meditationstechniken.

VB: Wie sehr, glaubst du, ist es auch die Verbindung, die heilt? Die Verbindung, die zwischen behandelten und behandelnden Personen entsteht. Bei den spirituellen Heilenden war es offenbar recht deutlich, aber auch in der Schulmedizin sollte man diese Beziehung zwischen ärztlichem Personal und medizinischen Rat suchenden Personen wohl nicht unterschätzen?

BS: Ich glaube, das ist eine ganz wichtige Ebene. Es ist natürlich schwer zu sagen, wie stark genau eine solche Verbindung wirkt, für so etwas gibt es ja keine Zahlen. Aber die Beziehung – inklusive der therapeutischen Beziehung – ist enorm wichtig und hat einen großen Einfluss.

VB: Aber dann wäre es doch auch ganz wichtig, dass medizinisches, also fachärztliches und pflegendes Personal, mehr darüber lernt, wie man gut kommunizieren kann? Denn diese Fähigkeit fehlt doch oft oder sehe ich das falsch?

BS: Es verändert sich etwas. Vielleicht ist es interessant zu wissen, dass wir an der Charité seit fast zehn Jahren einen Modellstudiengang für Humanmedizin haben. Da gibt es schon ab dem ersten Semester eine Unterrichtseinheit mit dem Namen KIT – das steht für Kommunikation, Interaktion und Teamarbeit. Vom ersten bis zum zehnten Semester werden die Studierenden in Kommunikationsfähigkeiten ausgebildet. Für manche ist das richtig schwierig, weil es um die Entwicklung der sogenannten Softskills geht und dabei natürlich immer wieder um die Frage, ob Menschen Empathie lernen oder trainieren können. Manche Studierende sind der Meinung, dass sie nicht erlernt werden kann, dass Empathie etwas ist, was Menschen haben oder eben nicht. Für manche ist es sehr herausfordernd, weil eine persönliche Ebene angesprochen ist und hier nicht einfach irgendwas auswendig gelernt werden kann. Denn hier geht es ja nicht um die klassischen intellektuellen Fähigkeiten, mit denen sich Studierende sonst im Medizinstudium sicher fühlen können. Auch in diesem Bereich unterrichte ich und sehe, wie die Studierenden davon profitieren. Ich habe eben diejenigen betont, die sich damit schwertun, aber ich beobachte im Laufe der Jahre auch sehr, wie diese Lerninhalte auch immer mehr wertgeschätzt werden.

VB: Kann man Empathie lernen?

BS: Jein. Es gibt schon Menschen, die mehr Begabung dafür haben. Die einfach schneller das Gegenüber spüren. Und es gibt Menschen, die das nicht von sich aus mitbringen. Das wäre das Nein.

Und das Ja ist, dass Menschen generell viel lernen können, wenn sie sich damit beschäftigen. Genauso wie ich lernen kann, ein Fahrrad zu reparieren, kann ich lernen, jemandem zuzuhören. Das erfordert Übung und die Öffnung der eigenen Kanäle dafür. Außerdem gibt es Tools, die als Methode eingesetzt werden können, wie z. B. „Aktives Zuhören".

VB: Vielleicht kann man dabei auch feststellen, wovor man eigentlich Angst hat? Wenn ich andere Menschen nicht gut wahrnehmen kann, wenn ich nicht oder nur wenig empathisch bin, liegt vielleicht eine Angst dahinter?

BS: Genau. Darum geht es auch, wenn du fragst, was Heilung mit Beziehung zu tun hat. Denn es geht auch um die Beziehung zu sich selbst. Das hat dann mit Authentizität und Selbstreflexion zu tun. Und dieser Bereich kann natürlich auch anstrengend sein.

VB: Wenn man sich auf eine wirkliche Begegnung und Berührung einlässt, verändert es einen ja auch selbst, und das möchte man vielleicht nicht immer?

BS: Ja, wir werden auf jeden Fall auch selbst berührt.

VB: Du hast auch in einem Altenheim ein Berührungsprojekt durchgeführt. Dabei ging es um eine reine Berührungstechnik. Abgesehen davon, dass Berührung der menschlichen Haut an sich ja schön ist, hat es doch aber eine andere Qualität, wenn die Berührung von einer unschuldigen Liebe in der

Behandlungssituation begleitet wird. War diese Ebene auch Teil der Studie?

BS: Durchaus, allerdings haben wir nicht von Liebe gesprochen. Es ging um Bewohnende mit chronischen Schmerzen. Die Indikation war also etwas Körperliches. Die Berührungsmethode, die wir angeboten haben, haben wir „intentionale Berührung" genannt, was ja signalisiert, dass eine Absicht damit verbunden war.

Später haben wir das „Intentionale" überdacht, denn es wurde deutlich, dass es auch gerade um das Absichtslose, also das Nichtintentionale, in der Berührung geht, vielmehr um die Offenheit und die Präsenz in der Begegnung für das, was gerade ist. Das war eigentlich das Wichtigste, was sich für uns dabei herausentwickelt hat. Also nicht primär, ein Ziel zu erreichen – wie die Schmerzen wegzunehmen, der Person nahe zu sein oder Liebe zu geben. Deshalb ist der Begriff „intentional" ein bisschen doppeldeutig, denn es ging nicht um eine zielgerichtete Intention.

VB: Aber man kann es eigentlich nie trennen, oder? Ich kann mich während einer Behandlung dafür öffnen, dass das, was jetzt geschehen darf, auch geschieht, und natürlich gleichzeitig auch etwas Bestimmtes wollen. Und dann lasse ich mich von meinen Impulsen führen. Gleichzeitig habe ich im Hinterkopf, dass dieser Mensch Schmerzen hat, also möchte ich auch diese reduzieren. Das ist ja immer ineinander verflochten.

BS: Das ist schon richtig, aber es war uns wichtig, einen nicht zu hohen Anspruch zu erheben. Allein der Anspruch der Offenheit und der Präsenz ist schon recht hoch. Wir haben in dem Projekt auch festgestellt, dass die Pflegekräfte, obwohl sie diese Berührung auch für sich selbst als sehr angenehm empfunden haben, es dennoch schwierig fanden, die Hürde zu der Offenheit und der Präsenz in der Hektik ihres Pflegealltags zu nehmen. Das hatten wir vorher etwas unterschätzt. Es ging uns um eine wohlwollende Haltung und wohltuende Berührung, ohne andere Ansprüche. Also nur einen Raum zu öffnen, ohne eine bestimmte Aufgabe lösen zu müssen.

VB: In deiner letzten Studie ging es um das Gebet, um die Wirkung des Betens bei den Betenden selbst und nicht bei den Menschen, für die gebetet wurde. Warum war dir gerade dieser Aspekt wichtig?

BS: Das war für mich ganz naheliegend. Jemand macht etwas, wie in diesem Fall ein Gebet sprechen, und ich frage mich dann, warum macht die Person das und wie wirkt es bei ihr, bevor ich frage, was es bei anderen bewirkt. Es ging also nicht um die Wirkung der Fürbitte bei jemand anderem, sondern um die Frage: „Warum bete ich und was gibt mir das?"

Wir haben dazu das Rosenkranzgebet gewählt, weil wir uns gern mit einer spirituellen Praxis beschäftigen wollten, die in der Forschung wenig beleuchtet ist.

Die Forschung beschäftigt sich ja gern mit spirituellen Techniken, die von weit weg kommen, die im Ansatz erst einmal nicht so viel mit der eigenen Kultur zu tun haben. So wie wir es von der Meditation und vom Yoga her kennen.

Diesmal wollten wir es genau umgekehrt machen und uns mit einer Tradition beschäftigen, die aus unserem europäischen Kulturkreis kommt. Deshalb das Rosenkranzgebet und auch, weil es eine strukturierte Form des Betens ist. Es gibt ja eine Gebetskette, und damit haben wir auch das Haptische dabei. „Ich habe etwas in der Hand." Aber auch, weil die Gebete sehr festgelegt sind, was mit einem Mantra verglichen werden kann. Damit wird auch ein meditativer Zustand erreicht. Und es gibt bisher wenig Forschung dazu.

VB: Zu welchen Ergebnissen seid ihr gekommen?

BS: Wir haben ein polares Modell entwickelt. Der eine Pol ist das Haptische des Rosenkranzes und die Struktur, das Geformte und Normierte der festgelegten Gebete. Der andere Pol ist die totale Hingabe zum Göttlichen, an den Glauben. Es ist immer beides dabei, denn ein Rosenkranzgebet ohne Glauben bewirkt wohl nicht so viel, wie unsere interviewten Personen betonten. Das Spiel zwischen diesen beiden Polen, die gegenseitige Unterstützung, fanden wir besonders faszinierend. Auf der einen Seite die Hingabe an Gottes Wille, also „dein Wille geschehe" sagen, und auf der anderen Seite wissen: „Ich kann auch selbst etwas tun im Gebet."

Wir fanden den Aspekt der Hingabe sehr interessant, denn in der Komplementärmedizin beschäftigen sich viele intensiv mit dem Thema Selbstwirksamkeit. „Was ich selbst tun kann. Ich habe mein Leben, meine Heilung selbst in der Hand." Das sind ja sehr moderne Gedanken in unserer Gesellschaft. In diesem Bezug fanden wir die Hingabe an eine transzendente Instanz spannend.

VB: Was macht es mit mir als Mensch, wenn ich mich öffne für eine höhere Instanz, für eine göttliche Dimension?

BS: Für diejenigen, die es machen, hat es sehr viel mit Vertrauen und Aufgehobensein zu tun. Sich vertrauen, aber auch dem Leben vertrauen, dem höheren Transzendenten, dem Göttlichem vertrauen. Es kann ja auch eine große Erleichterung sein, wenn wir uns „in die Hand Gottes" begeben können. Da haben wir auch wieder die Hand als Metapher. Die Berührung.

VB: Es gibt ja auch den schönen Satz: „Ich kann nicht tiefer fallen als in Gottes Hand."

BS: Das ist schön gesagt, denn es bedeutet ja einfach, dass mir nichts passieren kann. Ich kann vertrauen, egal was kommt.

VB: Glaubst du, dass die Öffnung nach außen für die ganz große Dimension auch eine Öffnung in mir bewirkt für die Menschen, die um mich herum sind?

BS: Ja klar, das kann nicht getrennt werden. Eine Öffnung findet nicht nur in eine Richtung statt. Ich öffne mich dann auch für die Verbindung zu mir selbst.

VB: Die Heilungsrituale in Afrika finden in der Gemeinschaft statt. Der Schamane oder Medizinmann ist zwar die agierende Person, aber die Gemeinschaft spielt auch eine große Rolle. Wie hast du die Gemeinschaft dabei erlebt?

BS: In afrikanischen Kulturkreisen ist das Individuum nicht von der Gesellschaft zu trennen, da sind wir erst richtige Menschen, wenn wir in einem sozialen Gefüge sind. Wenn ich allein komme, habe ich quasi erst einmal kein Gesicht. Wenn wir aber wissen, das ist die Bekannte oder die Tochter oder was auch immer von dieser oder jener Person, dann bekommt sie eine Identität. Das ist in Afrika extrem wichtig und anders als in unserem Kulturkreis, in dem die Individualität eine große Rolle spielt.

In den spirituellen Heilungen, die ich dort miterlebt habe, wird Krankheit u. a. als eine Disharmonie zwischen der menschlichen und der geistigen Welt verstanden, und diese Disharmonie hat immer auch eine soziale Komponente. Gerade weil der Einzelne nie nur als ein einzelner Mensch verstanden wird, sondern als Teil einer Gruppe. Die Disharmonie zwischen der menschlichen und der geistigen Welt macht zwar eine Person krank, aber das Problem muss gar nicht bei dieser konkreten Person liegen, sondern möglicherweise bei einer anderen Person der Gemeinschaft oder im sozialen Netz. Die Person, die krank wird, trägt oft nur ein Symptom für eine Disharmonie zwischen den Menschen und den Geistern.

VB: Oder auch zwischen den Menschen?

BS: Ja, auch das. Wenn es ganz klar nur um ein rein soziales oder zwischenmenschliches Problem geht, dann würden aber keine Geistheilenden hinzugeholt werden.

Wobei der Begriff Geist viele Bedeutungen hat und in afrikanischen Kulturen etwas ganz anderes bedeuten kann als hier bei uns. In Afrika geht es um Wesen mit konkreten Charakterzügen, die z. B. in Familien und Gruppen leben, Elementen zugeordnet sind, bestimmte Fähigkeiten und Eigenschaften haben etc. Ich finde es wichtig, diese Unterschiede zu sehen. Gerade die Unterschiede, die Eigenheiten und eigenen Identitäten jeder Kultur sind ja spannend.

VB: Gemeinschaften spielen ja in Afrika eine ganz andere Rolle als bei uns. Macht uns die Gemeinschaft stärker? Sind die oft fehlenden engen Gemeinschaften etwas, was uns hier in Europa ärmer macht?

BS: Es ist immer doppelseitig. Eine Familie kann sehr erdrücken, und das ist auch in Afrika eine Realität. Wenn eine Person Erfolg hat, ist der ganze restliche Clan da und möchte daran Anteil haben. Und dann kann sie schon ganz schön dabei unter Druck geraten, wenn sie sich ausreichend um alle Angehörige kümmern möchte. Das kann auch behindern. Das kann bedeuten, dass persönliche Entwicklung erschwert wird.

Bei uns hat die Selbstfindung, die Emanzipation aus den Strukturen der klassischen Herkunftsfamilien teilweise zu anderen Extremen geführt, in der wir heute häufig Isolation und soziale Verarmung erleben.

Doch der Mensch ist ein soziales Wesen, und wir kommen ohne Berührung und ohne Kontakte nicht wirklich klar. Ohne Sozialstrukturen werden wir nicht glücklich und sind wir nicht wirklich gut überlebensfähig. Die Frage ist dann nach dem Maß: Wie viel soziales Gefüge brauche ich – und welches – und wie viel Raum brauche ich für mich?

VB: Wie nährst du dein Herz ganz persönlich? Was stärkt dich?

BS: Für mich ist die Herzensebene in meinem privaten Leben, aber auch in meinem Beruf sehr wichtig. Mich stärken Menschen. Soziale Kontakte und meine befreundeten Bezugspersonen sind mir sehr wichtig. Aber auch Zeit in der Natur, Yoga, Tanzen, Meditation, gutes Essen, ausreichend Schlaf.

VB: Was berührt dich am meisten im Kontakt mit befreundeten Personen?

BS: Ich glaube, wenn wir uns so zeigen, wie wir sind. Wenn ich mich öffne und meine engen Bezugspersonen mir zeigen, dass ich dennoch oder gerade deshalb angenommen bin. Das hat auch mit Vertrauen zu tun und ist wirklich ein Geschenk.

In die Weite reichen

♡ Metta-Meditation für Liebe und Mitgefühl

Das altindische Wort „Metta" steht für eine Geisteshaltung, die in Richtung Nächstenliebe, liebende Güte, Herzenswärme und Wohlwollen geht.

Die Metta-Meditation stammt aus der buddhistischen Praxis. In dieser Meditationspraxis wird Kontakt zu unserem Herzen und unseren Herzensqualitäten aufgenommen mit dem Ziel, eine liebevolle und gütige Haltung uns selbst und anderen Menschen gegenüber einzuüben.

Auch wenn wir uns gerade vielleicht gar nicht so liebevoll und gütig fühlen, ist es eine gute Übung, um einen kleinen Richtungswechsel einzuleiten.

Nach einer Weile wirst du merken, dass eine annehmende Haltung zu all dem, was gerade ist, sehr befreiend und entlastend wirken kann. So können wir langsam mehr und mehr in Frieden mit uns und der Welt leben.

Die Sätze, die in der Wunschform „möge" gefühlt und ausgesprochen werden sollen, richten sich nach den elementaren menschlichen Grundbedürfnissen. Da sie Wünsche sind, müssen sie nicht sofort eintreten, sondern dürfen als kleine Boten in die Zukunft geschickt werden.

Es gibt vier Sätze, die nacheinander gesprochen werden und in denen es um die menschlichen Grundbedürfnisse Glück, Sicherheit, Gesundheit und Unbeschwertheit geht.

Diese vier Sätze werden nacheinander für fünf Personengruppen ausgesprochen. Zuerst geht es um eine liebevolle Zuneigung für uns selbst. Dann nehmen wir nahestehende Menschen hinzu, bei denen es uns leichtfällt, liebevolle Gefühle zu haben. Im dritten Schritt geht es um fernere Bekannte oder gar völlig fremde Personen, die uns normalerweise nicht viel bedeuten. Im vierten Schritt nehmen wir Personen dazu, mit denen wir gerade etwas Probleme haben oder die gar unsere Feinde sind. Zum Schluss geht es um eine liebende Güte und Verbundenheit mit allen Lebewesen.

In deiner Übungspraxis bleibst du erst bei dir selbst und wechselst erst dann in die nächste Personengruppe, wenn du das Gefühl hast, eine liebevolle Haltung gegenüber dir selbst entwickelt zu haben, auch wenn es Wochen oder Monate dauern sollte. Vielleicht hast du auch etwas Mühe damit, zuallererst etwas für dich zu wünschen, aber du kannst anderen erst etwas geben, wenn du gut für dich gesorgt hast.

Das Tempo der Übungen bestimmst du ganz allein.

Es ist vollkommen normal, dass sich auch unangenehme Gefühle wie Vorwürfe oder Wut melden. Mit der Zeit werden die störenden Gefühle aber unbedeutender.

Du kannst die nachstehenden Sätze erst einmal genau so übernehmen und später eventuell so anpassen, dass die Worte für dich noch besser passen.

In der ersten Form geht es um dich selbst:
1. Möge ich glücklich sein.
2. Möge ich mich sicher und geborgen fühlen.
3. Möge ich gesund sein.
4. Möge ich unbeschwert leben.

Der erste Satz „Möge ich glücklich sein" ist schon recht klar, denn wer möchte nicht glücklich leben? Wenn dir das Wort „glücklich" zu groß oder überfrachtet sein sollte, kannst du es auch ersetzen durch „Möge es mir gut gehen".

Im zweiten Satz „Möge ich mich sicher und geborgen fühlen"
geht es nicht nur darum, dass du keine physische Bedrohung
erlebst, sondern auch darum, dass du gut aufgehoben bist und
Schutz erfährst, wenn du ihn brauchst.

Im dritten Satz „Möge ich gesund sein" geht es um die Ab-
wesenheit von Krankheit und Schmerzen, um die Heilung
aktueller Krankheiten und um eine gute Bewältigung aktueller
körperlicher oder geistiger Belastungen.

Im letzten Satz „Möge ich unbeschwert leben" steht Leichtig-
keit in deinem Leben im Vordergrund, vielleicht sogar eine ge-
wisse heitere Gelassenheit dem Leben gegenüber.

Vielleicht magst du auch einen ganz eigenen Satz hinzufügen,
wenn du aktuell ein besonderes Thema hast, z. B.:

Möge ich besser auf mich selbst achtgeben.
Möge ich mich so akzeptieren, wie ich bin.
Möge ich nicht mehr von mir verlangen, als ich geben kann.

Gönne dir ein paar Minuten, um hineinzuhorchen, welche
Sätze für dich hier stimmig wären.

Der Ablauf

Diese Meditation kannst du im Sitzen oder im Liegen durch-
führen. Wichtig ist aber immer, dass du eine entspannte Kör-
perhaltung hast. Atme einige Male tief ein und aus, vielleicht
versuchst du dabei auch, für einige Atemzüge das Ausatmen
etwas länger zu gestalten als das Einatmen, damit du etwas
Spannung aus dem Körper bringst. Überprüfe kurz, ob du auch
deine Schultern, Kiefergelenke und Hände entspannen kannst,

denn diese zeigen uns oft, wo noch eine unterschwellige Spannung vorhanden ist. Danach gehst du wieder zu einem normalen Atemrhythmus zurück.

Spüre deinen Herzensraum. Vielleicht magst du dazu eine oder beide Hände für einen Augenblick oder immer wieder mal auf den Herzbereich legen, um deine Wahrnehmung der Herzenergie zu unterstützen.

Wenn du jetzt den ersten Satz sprichst – „Möge ich glücklich sein" –, achtest du darauf, dass deine Stimme innerlich liebevoll klingt. Spüre, wie du auf diesen ersten Satz reagierst. Egal was da kommt, versuche, es in einer liebevollen Haltung anzunehmen.

Vielleicht kommt es dir seltsam oder gar verwerflich vor, dir selbst gute Wünsche zu schicken. Vielleicht hältst du dich dabei für egoistisch oder gar nicht so liebenswert. Aber genau darum geht es: dass wir ein wohlwollendes Verhältnis zu uns selbst entwickeln – auch wenn sich zuerst Widerstände regen. Es geht nicht um Egoismus, sondern um eine liebevolle Akzeptanz. Du bist genauso wichtig wie andere Menschen in deinem Leben. Und wie wirst du andere Menschen lieben können, wenn es dir bei dir selbst nicht gelingt?

Also: Satz aussprechen, auf deine Reaktion achten, Satz wiederholen!

Und wenn es gar nicht geht: Wenn du – warum auch immer – es nicht fertigbringst, dir selbst heute gute Wünsche zu schicken, dann fange mit einer anderen Person an und kehre irgendwann wieder zu den Wünschen für dich selbst zurück.

Du kannst diesen ersten Satz und alle folgenden Sätze so oft wiederholen, wie du möchtest und wie du es heute brauchst.

Es gibt für diesen Augenblick nur diesen einen Satz. Deine volle Konzentration ruht jetzt auf diesem Satz. Lasse ihn so lange nachklingen, wie du möchtest.

Das Gleiche machst du jetzt nach und nach mit den nächsten Sätzen.

Wenn du mit einem Satz besonders haderst, kannst du auch für einige Tage oder Wochen nur bei diesem einen Satz bleiben und erst dann weitergehen.

Das Sprechen dieser Sätze kann nur wenige Minuten dauern oder viel länger. Ganz so, wie es für dich heute geht.

Es bleibt in der Metta-Meditation allerdings nicht bei diesem ersten Schritt. Insgesamt gibt es fünf Schritte. Den ersten kennst du jetzt.

Im zweiten Schritt geht es um die liebevolle Haltung gegen-über einer dir nahestehenden Person, vielleicht ein Freund oder eine Freundin. In diesem Schritt ist es nicht immer so passend, Lebenspartnerinnen und -partner, eigene Kinder oder Eltern zu wählen, da wir mit engen Angehörigen oft besondere Themen auf unterschiedlichen Ebenen haben, wovon einige nicht nur leicht sind. Für diesen Übungsschritt brauchen wir jedoch eine Person, mit der du dich relativ neutral liebevoll verbinden kannst. Nahestehend, aber nicht zu eng.

Die Sätze lauten dann:
- *Mögest du glücklich sein.*
- *Mögest du sicher und geborgen sein.*
- *Mögest du gesund sein.*
- *Mögest du unbeschwert leben.*

Im dritten Schritt wenden wir uns einer neutralen Person zu. Das bedeutet eine Person, mit der du nicht durch besondere Gefühle verbunden bist, sondern die einfach so zu deinem Leben gehört. Personen aus der Nachbarschaft, ferne Bekannte, Menschen, die du vielleicht täglich siehst, mit denen du aber keinen engen Kontakt hast.

- *Mögest du glücklich sein.*
- *Mögest du sicher und geborgen sein.*
- *Mögest du gesund sein.*
- *Mögest du unbeschwert leben.*

Achte darauf, welche Gefühle in dir hochkommen. Vielleicht ist es eine nüchterne Gleichgültigkeit, vielleicht rücken die Menschen ein Stück näher an dich heran. Wie ist es, sich emotional zu verbinden mit Menschen, die dir bisher im Alltag ziemlich gleichgültig waren?

Der vierte Schritt ist etwas anspruchsvoller und wohl die größte Herausforderung in der Metta-Meditation. Dort verbinden wir uns mit einer für uns schwierigen Person. Das bedeutet, Menschen, die uns verletzt haben, zu denen wir nicht nur positive Gefühle haben. Vielleicht sogar Menschen, die wir sehr ablehnen und nicht in unserer Nähe haben wollen. Es geht hier nicht um Vergebung, sondern erst einmal nur darum, dass wir diesen Menschen Wohlwollen entgegenbringen und erkennen, dass auch sie ihre Geschichte und ihre Nöte haben. Und dass wir ihnen wünschen, dass sie Glück und Linderung erfahren. Sinnvollerweise solltest du nicht gerade mit der schwierigsten Person in deinem Leben beginnen, sondern vielleicht mit einem Menschen, zu dem du schon etwas Nachsehen entwickelt hast.

Zwinge dich zu gar nichts bei diesem Übungsschritt. Wenn Gefühle zu schwierig werden, stellst du sie erst einmal zurück und wiederholst diesen Übungsschritt zu einem anderen Zeitpunkt.

Die Sätze lauten:
- *Mögest du glücklich sein.*
- *Mögest du sicher und geborgen sein.*
- *Mögest du gesund sein.*
- *Mögest du unbeschwert leben.*

Im fünften und allerletzten Schritt geht es um die liebende Güte und Verbundenheit mit allen Lebewesen. Seltsamerweise fällt uns das oft leichter.

Du kannst dich erst auf eine bestimmte Gruppe von Menschen konzentrieren: auf deine Familie, Personen in befreundeten Kreisen oder eine andere Gemeinschaft. Oder du gehst gleich zu einer großen Menschengemeinschaft wie alle Menschen, die in Not sind, die krank sind, die Trauer und Verlust erfahren haben. Dieser Schritt ist übrigens sehr hilfreich und wohltuend, wenn wir besonders verstörende Nachrichten aus gewissen Regionen erfahren und uns dabei hilflos fühlen, weil wir so wenig tun können. Aber wir können jederzeit in die liebevolle Güte für diese betroffenen Menschen gehen.

Wir sind alle miteinander verbunden, auch wenn wir es nicht immer wahrnehmen. Mit den folgenden Sätzen machen wir es uns wieder bewusst:
- *Möget ihr glücklich sein.*
- *Möget ihr sicher und geborgen sein.*
- *Möget ihr gesund sein.*
- *Möget ihr unbeschwert leben.*

♡ Das Lichtnetz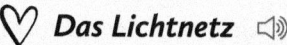

Vielleicht möchtest du diese Verbundenheit mit anderen Menschen auch auf eine ganz andere Art stärken. Die folgende Übung geht allerdings wesentlich leichter in einer Gemeinschaft. In meinen online stattfindenden Lichtkreisgruppen kannst du sie gern unter Anleitung mit anderen zusammen ausprobieren.

Setze dich bequem hin und nimm das Licht bewusst wahr, das in dir leuchtet. Vielleicht wusstest du es noch nicht, aber unsere Zellen strahlen Licht aus, auch weit über unseren Körper hinaus. So kannst du das Licht mit etwas Übung nicht nur in dir wahrnehmen, sondern dir auch vorstellen, wie es weit über deinen Körper hinausströmt und Menschen in deiner Nähe erreicht.

Zwischen dir und diesen Menschen ist allein schon durch deine Gedanken eine Herzensverbindung entstanden. Wenn du diese Herzenslichtverbindung jetzt auf weitere Menschen ausdehnst – zu Menschen in deiner Nachbarschaft, zu lieben befreundeten Personen, zu Menschen in deiner Stadt –, immer weiter hinaus, entstehen lauter Lichtkanäle. Wobei nicht nur du Licht aussendest, du bekommst auch ganz viel Licht von anderen Menschen zurück.

Es ist nichts Magisches. Wir haben alle die Fähigkeit dazu.

Wenn dir die Vorstellung von Licht zu befremdlich ist, stellst du dir einfach vor, dass es die Herzensverbindungen sind, die das Netz aufbauen.

Ganz viele Menschen stellen diese Verbindung her, und so entsteht nach und nach ein regelrechtes dichtverwobenes

Lichtnetz um die ganze Erde herum. Auch ohne dass wir uns kennen, auch ohne dass wir uns immer darüber bewusst sind, dass wir gerade aktiv ein Lichtnetz bauen.

Aber solange du in einigen stillen Minuten bewusst daran arbeitest, das Lichtnetz aufzubauen, wird es natürlich noch stärker. Mit etwas Übung bist du auch in der Lage, es tatsächlich wahrzunehmen.

Segen

„Wenn mein Vater mich nur einmal gesegnet hätte“, sagte mir einmal eine Frau, deren Vater Pfarrer war, aber große Probleme damit hatte, seine Liebe für seine Tochter auszudrücken. Diese Worte waren voller Sehnsucht, denn ein Segen ist eine besonders kraftvolle Herzensverbindung. Ein Segen ist übrigens nicht nur etwas, was Geistliche geben können. Wir sind alle in der Lage, uns selbst und andere Menschen zu segnen.

Ein unerwarteter Segen

Eigentlich wollten wir in ein Konzert, das in einer alten Kirche stattfinden sollte. Vorher fand aber dort ein Gottesdienst statt. Und da wir bereits damit rechneten, dass die Kirche zum Konzert brechend voll werden würde, beschlossen wir, bereits während des Gottesdienstes in die Kirche zu gehen, um uns einen Platz zu suchen. Wir mussten aber hinten mit vielen anderen Menschen stehen bleiben, denn die Kirche war bereits voll besetzt. Neben mir stand ein älterer Mann, dessen hartes Schicksal in seinen tiefen Gesichtsfurchen zu erkennen war. Auch aufgrund seiner Körperhaltung ahnte ich, dass er wohl viele Jahre seines Lebens unter der Brücke gelebt hatte. Jetzt schien er aber ganz klar und nahm mit strahlenden Augen am Gottesdienst teil, der mit dem Segen für die Gemeinde endete.

Als die Gemeinde den empfangenen Segen untereinander weitergeben sollte, drehte er sich zu mir um und sagte: „Gesegnet seist du, Schwester.“ Ich war so ergriffen, dass ich den Segen gar nicht erwidern konnte. Denn dieser Segen war nicht nur eine leere Geste, sondern kam aus ganzem Herzen.

Niemals hätte ich gedacht, dass ein Segen für mich ausgerechnet von einem Mann mit seiner Geschichte kommen würde. Eine solche Erfahrung macht demütig.

♡ Bedingungslose Fürsorge

Wenn es uns nicht so gut geht, möchten wir manchmal einfach gehalten und getragen werden, bis wir wieder Mut und Kraft genug haben, um weiterzugehen. Nicht immer ist dafür der passende Mensch vorhanden. Dann kann die folgende Meditationsübung eine kleine Hilfe sein:

Setze dich bequem hin und schließe die Augen. Atme einige Male tief ein und aus und versuche, mit jedem Atemzug ein Stück mehr zu entspannen.

Spüre dein Herz. Was ist dort gerade los? Bist du aufgewühlt, fühlst du dich leer oder verzweifelt? Gibt es Sorgen oder Ängste?

Spüre noch genauer hin. Wo genau im Herzen sitzen deine aktuellen Belastungen? Wo tut es weh?

Stelle dir dann vor, dass du genau in diesen schmerzenden oder wunden Teil deines Herzens ganz sanft hineinatmen kannst. Dabei stellst du dir vor, dass eine unendlich liebevolle Person sich in deiner Nähe befindet und dich jetzt in den Arm nimmt. Das kann eine mütterliche oder väterliche Kraft sein, wenn das bei dir gute Gefühle auslöst. Oder eine universelle gütige Kraft. Diese liebevolle bedingungslose Fürsorge umhüllt dich jetzt wie eine wohltuende Wärme, und es fällt dir zunehmend leichter, alles loszulassen, was dich belastet.

Bei jedem Einatmen nimmst du noch mehr wärmende Güte auf, und bei jedem Ausatmen lässt du noch mehr von deiner Belastung los. Die große gütige Kraft nimmt alles auf und verwandelt es in Licht.

Bleibe so lange in dieser Meditation, wie du es heute brauchst. Lasse alle Gefühle zu, die aufkommen, aber achte darauf, dass

du alles Dunkle und Belastende auch wieder abgibst und du
nicht darin verharrst.
Zum Schluss legst du deine Hände über Kreuz auf deine Brust
und bedankst dich für alles.

Liebe als Gnadenerfahrung

Ewald ist ein sensibler und warmherziger Mann mit fast 70 Jahren. Er erzählte mir einmal von einem Erlebnis, das ihn regelrecht überwältigt hatte:

Es geschah in der Nacht. Ich schwöre, ich war wach. Es war kein Traum. Plötzlich spürte ich eine große Liebe, die woher auch immer kam. Eine Liebe für mich als Mensch. Eine so intensive Liebe habe ich noch nie gespürt. Es hat mich regelrecht durchdrungen und gab mir ein großes Glücksgefühl. Dann wechselte etwas, und ich war auf einmal auch in der Lage, diese Liebe nach außen zu strahlen, zu Menschen, die ich kenne und nicht kenne, zur ganzen Welt. Es war so unendlich schön. Ich weiß gar nicht, wie lange es dauerte, aber ich glaube, dieses Erlebnis hat mein Leben verändert.

♡ Morgensegen

Seit vielen Jahren praktiziere ich ein kleines meditatives Morgenritual und habe dazu einen Text geschrieben. Ich spreche die untenstehenden Worte leise und lasse jede Zeile tief in mir wirken, bevor ich im Text weitergehe. Mittlerweile hat sich unter meinen Leserinnen und Lesern eine richtige Gemeinschaft gebildet, die an unterschiedlichsten Orten den Tag mit diesem Text beginnt:

Ich begrüße den neuen Tag,
verbinde mich mit dem großen Licht,
das uns alle nährt,
und spüre die Verbundenheit mit allen Lebewesen.
Ich bin nicht allein.
Ich bitte alle guten Mächte,
mich in allem zu unterstützen,
was an diesem Tag durch mich werden möchte.
Ich spüre den Segen
und segne auch selbst.

Über die Autorin

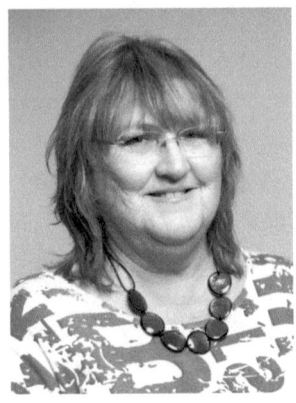

Auch wenn du mich in diesem Buch schon ein wenig kennengelernt hast, magst du vielleicht gern noch etwas mehr über mich wissen.

Geboren bin ich 1958 auf einer Insel an der südnorwegischen Küste. Die Weite des Meeres, die Stille, aber auch die schroffe Natur haben tiefe seelische Spuren hinterlassen. Diese Landschaft ist immer noch meine wahre Heimat. Deshalb bin ich auch so oft wie möglich dort, auch wenn ich schon lange meinen Hauptwohnsitz in Deutschland habe. Dieses Buch ist vorwiegend in meiner kleinen Holzhütte in Norwegen geschrieben worden, teilweise über Monate in der großen Stille des Alleinseins und teilweise umgeben von meiner bunten Familie. Erst im Rückblick wurde mir klar, dass ich während des Schreibens ganz viele Themen des Buches auch wirklich gelebt habe.

Viele Jahre war ich freiberufliche Übersetzerin für technische Handbücher ins Norwegische. Dann entdeckte ich die energetische Körperarbeit und schlitterte vollkommen ungeplant, aber sehr glücklich in neue Lebensthemen hinein. Es entstand eine eigene Praxis und eine immer größer werdende

Seminartätigkeit in ganz Deutschland, Norwegen und in der Schweiz. Mittlerweile ist daraus eine eigene therapeutische Methode entstanden – die „Heilsame Berührung", für die ich Laien und therapeutisches Fachpersonal, aber auch neue Lehrkräfte ausbilde. Mein Beruf als Übersetzerin ist schon längst Vergangenheit.

Über die energetische Körperarbeit habe ich ein Buch mit dem Titel „Heilsame Berührung – Therapeutic Touch" geschrieben, und über meine Erfahrungen als Selbstständige und aus der Begleitung anderer Menschen in ähnlichen beruflichen Situationen entstand ein weiteres Buch: „Projekt Sehnsucht. Ein Mutmachbuch für alle, die von der Selbstständigkeit träumen". Meine Liebe zu Gedanken und Worten darf ich auch in meinem Blog und meinen monatlichen Inspirationsbriefen ausleben.

Ein Leben lang versuche ich, uns Menschen besser zu verstehen. Was treibt uns an? Wie gehen wir miteinander um? Wie können wir nicht nur besser, sondern auch authentischer und wahrhafter miteinander leben?

Ich bezeichne mich als eine Suchende, aber auch immer wieder glücklich Findende – und einige Fundstücke teile ich in diesem Buch mit dir.

An dieser Stelle auch ein großes Dankeschön an die vielen Herzensmenschen um mich herum, in meinen Seminaren, bei zufälligen Begegnungen und im nahen Lebenskreis, die mir wertvolle Anregungen für dieses Buch gegeben haben.

Ausblick

Damit sich unsere Wege nicht hier schon trennen müssen, habe ich verschiedene Angebote für dich.

Du kannst auf meiner Website stöbern, dort auch meinen monatlichen Inspirationsbrief abonnieren oder im Blog lesen. Du kannst zu einem meiner Seminare kommen oder ein individuelles Gespräch mit mir vereinbaren.

Ich habe aber auch einige zusätzliche Informationen und Übungen aus diesem Buch als Hördateien für dich zusammengestellt. Diese findest du unter: **www.vera-bartholomay.com/ herzbonus**

Und sehr gern höre ich auch per E-Mail von dir, welche Fragen oder gar Antworten in dir beim Lesen entstanden sind.

Hier findest du mich:
Vera Bartholomay, Benzstr. 23, 66123 Saarbrücken
www.vera-bartholomay.com
Mail: info@vera-bartholomay.com
www.instagram.com/vera.bartholomay/
www.facebook.com/herzinspirationen/

Quellen und weitere Leseempfehlungen

Alexander, Elizabeth: *Praise Song for the Day*, Graywolf Press, 2009. Das Gedicht wurde vorgetragen bei der ersten Amtseinführung von Barack Obama und kann hier gehört werden: https://www.youtube.com/watch?v=_vLBnFk-OFc, letzter Zugriff: 20.12.2021.

Alexander, Elizabeth: *The Light of the World*, Grand Central Publishing, 2016.

Armour, Andrew & Ardell, Jeffrey L.: *Basic and Clinical Neurocardiology*, Oxford University Press, 2004.

Bartholomay, Vera: *Heilsame Berührung – Therapeutic Touch*, Integral Verlag, 2015.

Bartholomay, Vera: *Projekt Sehnsucht. Ein Mutmachbuch für alle, die von der Selbstständigkeit träumen*, Kösel Verlag, 2019.

Bodrožić, Marica:
Der Begriff „Herzgejagte" stammt aus *Poetische Vernunft im Zeitalter gusseiserner Begriffe*, Matthes & Seitz, Berlin, 2019. Aber so viele andere ihrer Bücher sind aufs Wärmste empfohlen, allen voran *Pantherzeit: Vom Innenmaß der Dinge*, Otto Müller Verlag, 2021.

Buber, Martin: *Begegnung. Autobiographische Fragmente*, Lambert Schneider, 4. Edition, 1978.

Childre, Doc Lew jr.: *Forschungsberichte zur HerzIntelligenz®-Methode*, VAK, 1999.

Chödron, Pema: *Good medicine – How to Turn Pain into Compassion with Tonglen Meditation*, CD, Sounds True, Boulder, USA, 2001.

Cyrulnik, Boris: *Rette dich, das Leben ruft*, Ullstein, 2013.

Grautmann, Susanne: *Kennen wir uns noch?* ZEIT Online vom 16. Mai 2021. https://www.zeit.de/gesellschaft/2021-05/soziale-kontakte-corona-einsamkeit-austausch-resonanz-hartmut-rosa, letzter Zugriff: 20.12.2021.

Heartmath®-Methode: www.heartmath.com, www.heartmathdeutschland.de

Kolb, Bernd: *Atman: Seele*, Reich terra magica, 2015.

Kolb, Bernd: *BRAHMAN – WER UND WAS SIND WIR?*, OLD WISDOM GmbH, 2017.

Köllner, Volker, Langheim, Eike & Kleinschmidt, Judit: *Mein Herz + meine Seele: Das Zusammenspiel von Psyche und Herz: Spannende Einblicke in die Psychokardiologie* TRIAS Verlag, Stuttgart, 2020.

Lenzen, Majella: *Fürchte dich nicht! Mein Weg aus dem Kloster*, DuMont, 2012.

Lenzen, Majella: *Von Fesseln befreit: Wie mir mein Glaube innere Freiheit schenkt*, Gütersloher Verlagshaus, 2015.

Lenzen, Majella: *Das möge Gott verhüten. Warum ich keine Nonne mehr sein kann*, DuMont, 2017.

Lenzen, Majella: Website. www.heri-na-baraka.de, letzter Zugriff: 20.12.2021.

Ljøkjel, Tore: Website. http://www.tore-ljokjel.com/, letzter Zugriff: 20.12.2021.

Luxemburger Kommission „Justitia et Pax": *10 Thesen zur Vergebung*. In „Verzeihen und Versprechen. Der Gerechtigkeit und dem Frieden eine Chance geben im dritten Jahrtausend", 2000.

McCraty, Rollin: *Science of the Heart: Exploring the role of the heart in human performance*, Boulder Creek, Institute of HeartMath®, 2001. Online kostenfrei erhältlich unter https://www.heartmath.org/research/science-of-the-heart/, letzter Zugriff: 20.12.2021.

Milne, Hugh: *Aus der Mitte des Herzens lauschen*, Via Nova, 2007.

Myss, Caroline: Website. https://www.myss.com, letzter Zugriff: 20.12.2021.

Palmer, Parker J.: *A Hidden Wholeness: The Journey Toward an Undivided Life*, Jossey-Bass, 2004.

Peters, Markus: *Gesundmacher Herz: Wie es uns steuert, verbindet und heilt*, VAK, 2016.

Peters, Markus: Website. https://herztherapie-nord.de/, letzter Zugriff: 20.12.2021.

Remen, Rachel Naomi: *Aus Liebe zum Leben. Geschichten, die der Seele gut tun*, Arbor, 2002.

Remen, Rachel Naomi: *Dem Leben vertrauen: Geschichten, die gut tun*, Arbor, 2020.

Ricard, Matthieu: Website. https://www.matthieuricard.org, letzter Zugriff: 20.12.2021.

Ricard, Matthieu: *Allumfassende Nächstenliebe. Altruismus – die Antworten auf die Herausforderungen unserer Zeit*, Edition Blumenau, 2016. Kapitel 1.4 frei zugänglich unter: https://info-buddhismus.de/Empathie-Mitgefuehl-Neurowissenschaft-Ricard-Singer-Altruismus.html, letzter Zugriff: 20.12.2021.

Rosa, Hartmut: *Resonanz: Eine Soziologie der Weltbeziehung*, Suhrkamp Verlag, 2019.

Safi, Omid: *How is your heart doing?*, Awakin.org. https://www.awakin.org/read/view.php?tid=2164, letzter Zugriff: 20.12.2021.

Schleske, Martin: *Herztöne*, Adeo Verlag, 2016.

Servan Schreiber, David: *Die neue Medizin der Emotionen*, Goldmann, 2006.

Singer, Tania: Website. https://taniasinger.de/de/, letzter Zugriff: 20.12.2021.

Sölle, Dorothee: *Mystik und Widerstand*, Hoffmann und Campe, 1998.

Spitzer, Manfred: *Einsamkeit: Die unerkannte Krankheit*, Droemer Verlag, 2019.

Steindl-Rast, David: *Dankbarkeit: Das Herz allen Betens*, Herder, 2018.

Stöckigt, Barbara: *Begeisterte Welten*, Peter Lang Verlag, 2011.

Stöckigt, Barbara, Besch, Florian, Jeserich, Florian, Holmberg, Christine, Witt, Claudia M. & Teut, Michael: Healing Relationships: A Qualitative Study of Healers and Their Clients in Germany. *Evidence-Based Complementary and Alternative Medicine 2015*, Artikelnummer: 145154. https://www.hindawi.com/journals/ecam/2015/145154/, letzter Zugriff: 20.12.2021.

Stöckigt, Barbara, Besch, Florian, Jeserich, Florian, Holmberg, Christine, Witt, Claudia M. & Teut, Michael: Biographical similarities between spiritual healers and their clients in Germany – a qualitative study. *Anthropology & Medicine* 2015, 22(2), 177–190.

Stöckigt, Barbara, Besch, Florian, Jeserich, Florian, Holmberg, Christine, Witt, Claudia M. & Teut, Michael: Die Heiler-Klienten-Beziehung. In: Michael Teut, Martin Dinges & Robert Jütte (Hrsg.), *Religiöse Heiler im medizinischen Pluralismus in Deutschland. Medizin, Gesellschaft und Geschichte – Beihefte Band 71*. Stuttgart: Franz Steiner Verlag, 2019, S. 73–85.

Stöckigt, Barbara, Suhr, Ralf, Sulmann, Daniela, Teut, Michael & Brinkhaus, Benno: Implementation of Intentional Touch for geriatric patients with chronic pain – a qualitative pilot study (Intentionale Berührung für geriatrische Patienten mit chronischen Schmerzen – eine qualitative Pilotstudie). *Complementary Medicine Research 2019, 26*, 195–204.

Stöckigt, Barbara, Jeserich, Florian, Walach, Harald, Elies, M, Brinkhaus, Benno, Teut, Michael: Experiences and Perceived Effects of Rosary Praying: A Qualitative Study. *Journal of Religion and Health* 2021, 60(2), 3886–3906. https://link.springer.com/article/10.1007/s10943-021-01299-2, letzter Zugriff: 20.12.2021.

Tamaro, Susanna: *Geh, wohin dein Herz dich trägt*, Diogenes, 1998.

Teut, Michael, Stöckigt, Barbara, Holmberg, Christine, Besch, Florian, Witt Claudia M. & Jeserich, Florian: Perceived outcomes of spiritual healing and explanations – a qualitative study on the perspectives of German healers and their clients. *BMC Complementary and Alternative Medicine* 2014, Artikelnummer 240. https://www.readcube.com/articles/10.1186%2F1472-6882-14-240, letzter Zugriff: 20.12.2021.

Teut, Michael, Besch, Florian, Jeserich, Florian, Holmberg, Christine, Witt, Claudia M. & Stöckigt, Barbara: Spirituelle Heilbehandlungen. Wirkkonzepte und subjektive Therapieerfahrungen. In: Michael Teut, Martin Dinges & Robert Jütte (Hrsg.), *Religiöse Heiler im medizinischen Pluralismus in Deutschland. Medizin, Gesellschaft und Geschichte – Beihefte Band 71*. Stuttgart: Franz Steiner Verlag, 2019, S. 53–72.

Teut, Michael, Besch, Florian, Witt, Claudia M. & Stöckigt, Barbara: Perceived Outcomes of Spiritual Healing: Results from a Prospective Case Series. *Complementary Medicine Research* 2019, 26, 265–275.

https://refubium.fu-berlin.de/bitstream/handle/fub188/28544/2019_
Teut_etal.pdf?sequence=1&isAllowed=y, letzter Zugriff: 20.12.2021.

Thich Nhat Hanh: *Plum Village.* Website. https://plumvillage.org/de/thich-nhat-hanh/, letzter Zugriff: 17.01.2022.

Tippett, Krista: *Becoming Wise: An Inquiry into the Mystery and Art of Living*, Penguin Books, 2017.

Tippett, Krista: *The Difference Between Curing and Healing.* Krista Tippett im Gespräch mit Remen Rachel Naomi, 2018. https://onbeing.org/programs/rachel-naomi-remen-the-difference-between-fixing-and-healing-nov2018/, letzter Zugriff: 20.12.2021.

Tippett, Krista: *The Soul in Depression.* Krista Tippett im Gespräch mit Parker Palmer, Anita Barrows und Andrew Solomon, 2021. https://onbeing.org/programs/the-soul-in-depression/, letzter Zugriff: 20.12.2021.

Vogt, Eva: Website. https://abschiedundaufbruch.de/, letzter Zugriff: 20.12.2021.

Waldinger, Robert/TEDxBeaconStreet: *Was ist ein gutes Leben? Lehren aus der längsten Studie über Glück*, TEDTalk, 2015. https://www.ted.com/talks/robert_waldinger_what_makes_a_good_life_lessons_from_the_longest_study_on_happiness?language=de, letzter Zugriff: 20.12.2021.

Die weibliche Kraft kehrt zurück

Das vergessene Wissen der weisen Frauen

von Jutta Westphalen

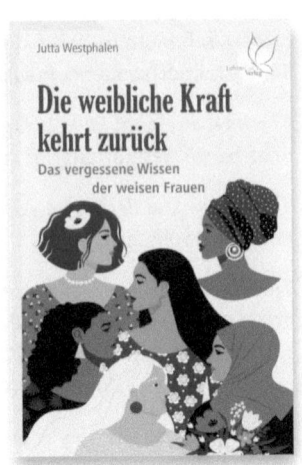

In Zeiten des Wandels zeigt sich, dass Frauen ihre eigene Art haben, mit Krisen umzugehen. Sie folgen ihren Gefühlen, spenden Trost und handeln praktisch – genauso wie Menschen in vorgeschichtlichen weiblichen Hochkulturen.

Autorin Jutta Westphalen macht uns unsere männlich orientierte Kultur bewusst und erinnert daran, dass es uralte Frauenkulturen gab, in denen die Menschen über Jahrtausende hinweg friedlich zusammenlebten. Dieses wiederbelebte Wissen der weisen Frauen ist unser kostbares Erbe. Es zeigt Wege, wie wir uns wieder mit der weiblichen Urkraft verbinden können. Die Autorin stärkt die Stellung der heutigen Frauen und verbindet sie mit ihren archaischen Wurzeln. Denn es geschieht Wundervolles, wenn Frauen sich wieder selbst vertrauen und ihr Frausein lieben. Sie fühlen sich lebendig, grenzen sich angemessen ab, erkennen ihre Talente, heilen ihre Beziehungen und wählen einen authentischen Lebensweg. Sie lassen ihr inneres Licht strahlen und erleben Freude, Liebe und Glück. Das fast vergessene Wissen der weisen Frauen zeigt praktische Wege auf und hält Lösungen bereit für unsere weltweiten Probleme.

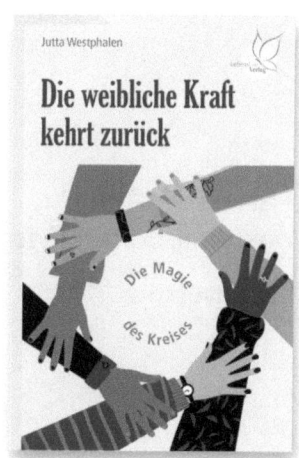

Die weibliche Kraft kehrt zurück

Die Magie des Kreises

von Jutta Westphalen

Mit Band 2 der Reihe „Die weibliche Kraft kehrt zurück" begeben sich die Leserinnen ein weiteres Mal mit Autorin Jutta Westphalen auf Seelenreise. Wir wandeln auf den Spuren unserer weiblichen Geschichte und werden sensibilisiert für die Magie des Kreises, der sich in der unbezwingbaren Natur und ihren Zyklen widerspiegelt.

Die Autorin lenkt den Blick auf unsere Wurzeln sowie die weibliche Spiritualität und zeigt uns, wie wir uns mit der weiblichen Kraft wieder verbinden und den Herausforderungen unserer männlich geprägten Welt begegnen können.

Die Rückkehr
des weiblichen Prinzips

von Inaqiawa

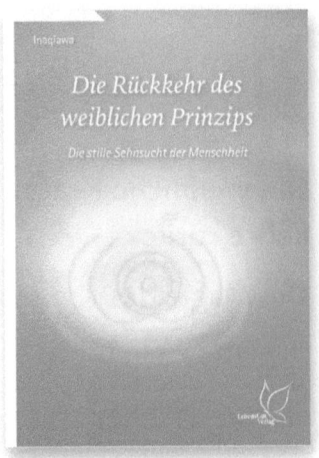

Merlina forscht als „Hüterin des alten und neuen Wissens" in den seit Jahrhunderten verschlossenen Archiven der Menschheit und bringt Unglaubliches ans Licht. Sie erkennt, wo die Menschheit in die falsche Richtung abbog und weshalb Frauen jahrhundertelang solch schlechte Karten hatten. Der Zusammenbruch der damals herrschenden Strukturen war wohl unvermeidbar.

Doch in der Folge schufen die Frauen eine neue Welt. Ein Miteinander, in dem jeder Mensch dieselben Chancen hat, gleichberechtigt ist und Verantwortung übernimmt. Die Frauen setzten menschlichem Leid und dem Raubbau an der Natur ein Ende. Ein neues spirituelles Bewusstsein führte zurück zum Wesentlichen: Die Menschen dienen heute ihrer Erde.

Nachhaltigkeit und ein respektvoller Umgang mit der Umwelt und den Mitmenschen sind für Merlina und ihre Generation selbstverständlich. Alle lieben, was sie tun, und stehen dafür ein. Herzensenergie und das weibliche Prinzip bestimmen das Zusammenleben. Denn das weibliche Prinzip ist nährend, bewahrend und empfangend. Es ist auf natürliche Weise verbunden mit allem.

Rote Wirecard
vom Universum

von Andrea Erhard

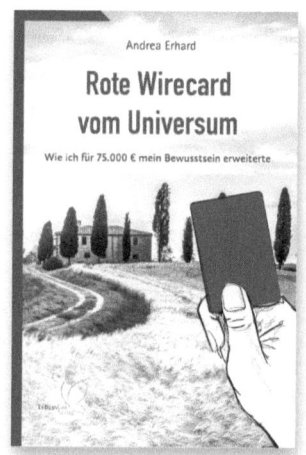

In der tiefsten Krise, die sie bis dahin erlebt hat, entdeckt Andrea Erhard die heilende Kraft des Schreibens. Offen erzählt sie in diesem Buch, wie kurz nach ihrem hoffnungsvollen Neuanfang in Italien die Pandemie das Alltagsleben zum Stillstand bringt. Doch die wahre Prüfung steht noch aus: Durch eine Fehlinvestition in Aktien verliert die Autorin 75 000 Euro. Sie stellt sich ihrer eigenen Verantwortung für den Verlust, die weit über finanzielle Fragen hinausgeht, und findet überraschende Antworten. Ihr Sinn für Humor und ihre tiefe Verbundenheit mit der Natur begleiten sie auf ihrer persönlichen Heldenreise zu einem bewussten, spirituellen Leben.